AF357452

MÉDECINE DES ENFANTS

Manuel pratique des maladies de l'enfance, par A. Despine, professeur de pathologie interne à l'Université de Genève et C. Picot, médecin de l'infirmerie du Prieuré de Genève. 5e *édition*, 1894, 1 vol. in-18 jés. de 916 p. cart . .   10 fr.

La pratique des maladies des enfants dans les hôpitaux de Paris, par le professeur P. Lefert, 1894, 1 vol. in-18, 288 p., cart. . . . .   3 fr.

Traité pratique des maladies des nouveaux-nés, des enfants à la mamelle et de la seconde enfance, par le Dr E. Bouchut, professeur agrégé à la Faculté de médecine de Paris, médecin de l'hospice des Enfants malades, 8e édition, 1 vol. in 8, avec 189 fig. . . . .   8l fr.

Clinique de l'hôpital des Enfants malades, par le Dr E. Bouchut, 1 vol. in-8 de 664 pages. . . . .   8 fr

Les maladies de l'enfance, Description et traitement, par le Dr M. Jousset, ancien interne de l'hôpital des Enfants malades, 1 vol. in-16 de 446 p. . . . .   3 fr. 50

Les maladies de la première enfance, premiers soins avant l'arrivée du médecin, par le Dr E. Jacquemet, médecin inspecteur des enfants du premier âge, 1892, 1 vol. in-16 avec fig. . . . .   2 fr.

Clinique des maladies des enfants nouveaux-nés, par le Dr Valleix, 1 vol. in-8, avec pl. . . . .   8 fr. 50

La dipthérie en Belgique, étiologie et prophylaxie, par le Dr Baïvy, 1892, in-8, 100 p . . . .   3 fr. 50

Nécessité de l'examen bactériologique pour le diagnostic des angines diphtériques, par le Dr P. Bonnier, 1894, gr. in-8 96 p., 3 pl . . . .   2 fr. 50

Traitement de la diphtérie, angine couenneuse et croup, par le Dr Jousset, in-8, 43 p. . . . .   1 fr. 50

De la paralysie diphtérique par le Dr MAINGAULT, 1 vol.
in-8, 163 p. 2 fr. 50

L'intubation du larynx chez l'enfant et chez l'adulte, ses indications, sa valeur thérapeutique, par le Dr P. FERROUX, 1 vol.
gr. in-8 . . . . 3 fr. 50

Recherches cliniques sur l'auscultation de la tête chez les enfants, par le Dr H. ROGER, médecin de l'hôpital des Enfants
malades, in-4, 58 p . . . . 2 fr.

Recherches sur les maladies des enfants nouveaux-nés. État
physiologique du pouls, muguet, entérite, ictère, par le D^r V.
SEUX père, 1 vol. in-8, 288 p . . . . 4 fr.

Recherches sur les maladies des enfants nouveaux-nés. Ce-
phalœmatome, par le Dr V. SEUX, in-8, 66 p . . . 2 fr.

De la mort apparente chez le nouveau-né, par le Dr Joannès
MARTEL, in-8, 77 p. . . . . 2 fr.

La chorée, par Germain SÉE, professeur à la Faculté de médecine,
de Paris, 1 vol. in-4, 154 p . . . . 3 fr. 50

L'athétose double et les chorées chroniques de l'enfance, étude
de pathologie nerveuse, par J. AUDRY, médecin des hôpitaux
de Lyon, 1 vol. in-8 de 411 p., avec 6 pl. dont 2 phot.   10 fr.

Les diplégies cérébrales de l'enfance, par le Dr ROSENTHAL,
1 vol. gr. in-8, 160 p. . . . . 4 fr.

Étude sur la névrite optique dans la méningite aiguë de l'enfance, par le Dr H. PARINAUD 1 vol. gr. in-8 . . . . 1 fr. 50

Les maladies de la peau chez les enfants, par le Dr CAILLAULT,
1 vol. in-18 jés . . . . 3 fr. 50

Traité des gourmes chez les enfants, par le D^r L-V. DUCHESNE-
DUPARC, 2e édition, 1 vol. in-8 . . . . 6 fr. 50

Histoire de la syphilis des nouveaux-nés, par le Dr E. PUTEGNAT,
in-8, 261 p. . . . . 3 fr. 50

De la syphilis vaccinale. Communications à l'Académie de
médecine, par MM. DEPAUL, RICORD, TROUSSEAU, BOUVIER, etc.,
suivies de mémoires sur la transmission de la syphilis par la
vaccination, 1 vol. in-8, 392 p. . . . . 6 fr.

LA PRATIQUE

DE LA

SÉROTHÉRAPIE

ET

LES NOUVEAUX TRAITEMENTS DE LA DIPHTÉRIE

DU MÊME AUTEUR

Des cirrhoses graisseuses considérées comme hépatites infectieuses [en collaboration avec M. le Dr P. Blocq]. (*Archives générales de médecine*, 1888).

De l'embryocardie ou rythme fœtal des bruits du cœur (thèse de doctorat, 1888).

Sur un cas de rougeole, date précise de la contagion (*Société médico-pratique*, 24 mars 1890).

Note sur quelques digestions pancréatiques artificielles, chez l'enfant, à l'état normal ou à l'état pathologique (*Annales de la Policlinique de Paris*, septembre 1890).

Parasitisme cutané : éruptions impétigodes, furoncles, kérato-conjonctivite phlycténulaire, etc. (*Progrès médical*, 6 décembre 1890).

Cas d'angine pseudo-membraneuse à staphylocoque au début de la scarlatine (*Annales de la Policlinique de Paris*, mai 1891).

Durée de l'incubation et de l'invasion de la rougeole (*Annales de la Policlinique de Paris*, août 1891).

Saillies molluscoïdes du frein de la lèvre supérieure (*Société anatomique*, 27 novembre 1891).

Ostéo-arthropathie hypertrophiante pneumique de P. Marie chez l'enfant (*Annales de la Policlinique de Paris*, mars 1892).

Urémie fébrile (*Revue de médecine*, mars 1892).

Rashs dans la varicelle (*Revue générale de clinique et de thérapeutique*, mai 1892).

Erythème vésiculeux érosif des fesses chez l'enfant, cellulite sous-cutanée prolongée consécutive (*Revue mensuelle des maladies de l'enfance*, mai 1892).

Rubéole, forme légère à type morbilleux (*Revue mensuelle des maladies de l'enfance*, janvier-février 1893).

Remarques sur l'indicanurie. L'indicanurie dans les fractures (*Annales de la Policlinique de Paris*, octobre 1893).

Traitement de la syphilis ce l'enfant par l'emplâtre au calomel de Quinquaud (*Annales de la Policlinique de Paris*, mars 1894).

Rythmes des bruits du cœur, physiologie, pathologie (*Bibliothèque médicale Charcot-Debove*) [juin 1894].

Angers. — Imprimerie Burdin et Cie,

LA PRATIQUE

DE LA

SÉROTHÉRAPIE

ET LES

TRAITEMENTS NOUVEAUX DE LA DIPHTÉRIE

PAR

Le Dr H. GILLET

ANCIEN INTERNE DES HOPITAUX DE PARIS
ET DE L'HOSPICE DES ENFANTS ASSISTÉS
CHEF DU SERVICE DES MALADIES DES ENFANTS
A LA POLICLINIQUE DE PARIS

Avec 37 figures intercalées dans le texte.

SÉROTHÉRAPIE

INTUBATION

TRACHÉOTOMIE

PARIS

LIBRAIRIE J.-B. BAILLIÈRE ET FILS

Rue Hautefeuille, 19, près du boulevard Saint-Germain.

1895

Tous droits réservés.

PRÉFACE

Quand une méthode, nouvelle et importante, comme la *Sérothérapie*, fait sa venue dans le monde scientifique, ce n'est pas sans changer plus ou moins l'orientation des esprits et sans exiger la mise au point du chapitre thérapeutique de la diphtérie.

C'est cette mise au point que nous poursuivons dans ce livre.

On y trouvera consignée toute l'expérience personnelle acquise par un séjour à l'hospice des Enfants assistés, comme interne de notre cher et estimé maître, M. le Dr A. Sevestre, par la direction depuis déjà six ans d'un service de maladies des enfants à la Policlinique de Paris et du dispensaire pour enfants malades du 2ᵉ arrondissement, à côté de ce que peut enseigner une clientèle spéciale de ville.

De nos voyages en Amérique, en Suisse, en Allemagne, en Italie, nous avons rapporté un peu de l'expérience de nos confrères étrangers, que nous avons vus à l'œuvre et qui veulent bien encore nous honorer de leurs relations.

A cet appoint, nous avons joint les renseignements que les publications françaises et étrangères ont pu nous offrir.

Voilà avec quels matériaux ont été écrites les pages suivantes.

En voici le but et l'idée dominante.

Un livre sur le traitement, même sur les *nouveaux traitements de la diphtérie*, doit, avant tout, être un livre pratique. Dans une maladie où l'urgence talonne si âprement le médecin, il n'y a pas place pour de longues dissertations. Il faut pouvoir se renseigner vite, comme il faut se décider vite. C'est pourquoi nous nous sommes efforcés de nous placer toujours au point de vue de la pratique journalière.

1er février 1895.

H. GILLET.

LES NOUVEAUX TRAITEMENTS

DE LA DIPHTÉRIE

PREMIÈRE PARTIE

TRAITEMENT MÉDICAL

PREMIÈRE SECTION

SÉROTHÉRAPIE

I. — Définition, généralités.

Sous le nom de *Sérothérapie*, on décrit une nouvelle méthode thérapeutique, basée sur l'action que possède le serum d'animaux immunisés contre une maladie infectieuse, de conférer l'immunité aux sujets auxquels on l'injecte.

Cette méthode, qu'il serait désirable d'appliquer à toutes les maladies infectieuses, n'a donné jusqu'ici de résultats véritablement pratiques chez l'homme, que dans un très petit nombre d'affections, auxquelles appartiendrait heureusement la diphtérie.

Une théorie générale de l'immunisation serait probablement prématurée aujourd'hui. Toutefois, on

GILLET. — Diphtérie.   1

peut déjà distinguer les principaux mécanismes au moyen desquels on a pu faire naître cette immunité.

On peut rendre un sujet réfractaire à une infection donnée par l'injection de dose très minimes du virus de cette maladie infectieuse, en choisissant du virus peu actif, naturellement atténué, c'est le cas de l'ancienne variolisation. On augmente petit à petit les doses et la virulence par une sorte de mithridatisation.

Un procédé connexe emploie un virus atténué artificiellement, comme dans la vaccination anticharbonneuse.

Au lieu d'insérer le virus en nature, microbe et toxine mélangés, on peut obtenir la vaccination à l'aide des seuls produits solubles, développés par le microbe ou sous son action.

Il en est ainsi dans la vaccination du choléra des poules, dans l'immunisation des animaux contre la diphtérie.

Dans la vaccination jennerienne, c'est un virus différent ou tout au moins différencié, car la question reste toujours pendante de l'identité ou de la non identité de la variole et de la vaccine, qu'on inocule pour préserver l'individu.

Enfin dans la Sérothérapie ce sont les produits développés au moment où l'état réfractaire est acquis pour une infection qui servent à empêcher ou à guérir cette infection chez un autre sujet.

II. — **Historique**.

L'adage connu : *Natura non facit saltus*, vrai pour
les phénomènes biologiques, l'est autant pour le progrès dans les sciences, *scientia non facit saltus*. Cette
vérité s'applique à l'histoire de la Sérothérapie.

C'est par tout un concours de découvertes scientifiques qu'on arrive à cette nouvelle méthode thérapeutique.

Connue depuis longtemps, depuis les temps les plus
reculés de la médecine, la diphtérie comptait parmi les
affections les plus contagieuses. Ce ne fut pourtant
pas une des premières dont l'agent pathogène nous
fut révélé. Parmi les premières recherches de laboratoire qui aboutirent, figurent celles de M. Klebs : elles
datent de 1883. Il trouva dans les fausses membranes
le bacille spécifique, mais son affirmation, encore
timorée, ne s'imposa point. Avec les travaux de
M. Löffler, en 1884, le bacille diphtérique conquit son
individualité propre que lui fit reconnaître chez nous
MM. Roux et Yersin, en 1888. A partir de ce moment,
la diphtérie avait livré son secret et comptait parmi
les affections bactériennes classées. On pouvait déjà
avoir un guide sûr pour en établir la thérapeutique
rationnelle. Les antiseptiques s'imposaient et, l'on
n'a guère depuis fait que perfectionner leur emploi.
On peut même dire qu'on était arrivé à leur faire rendre tout ce qu'on pouvait espérer, avec l'emploi de la

glycérine sublimée (1). MM. Roux et Yersin firent faire
à la question un nouveau pas en avant, qui éclaira la
pathogénie de la diphtérie et de ses accidents multiples d'un jour tout nouveau. La découverte de la
toxine diphtérique, en solution dans les cultures filtrées du bacille de Löffler, montrait, avec évidence, le
mode d'action du microbe sur l'organisme. La repro-
duction expérimentale des paralysies et des accidents
généraux, à l'aide de la toxine, dévoilait le mécanisme
par lequel se faisait l'action nocive du microbe.

La toxine trouvée, la recherche de l'antitoxine sui-
vit de près, et les premiers résultats publiés dans ce
sens le furent en 1890 par M. Carl Fränkel et surtout
par MM. Behring et Kitasato.

Les recherches de M. Behring portèrent non seulement sur le sérum d'animaux immunisés contre la
diphtérie, mais sur le sérum de sujets immunisés contre
le tétanos, la pneumonie, etc. Déjà en 1877, M. von
Fodor (de Budapest) avait appelé l'attention sur le
pouvoir bactéricide du sérum.

C'était donc une nouvelle étape que les auteurs allemands tentaient de franchir. Ils n'obtinrent de résultats pratiques guère que pour la diphtérie.

En Allemagne encore, M. Aronson (de Berlin) tra-
vaillait sur les mêmes idées. Il y eut même polémique
personnelle à ce sujet (2).

(1) MOIZARD, *Société des hôpitaux*, juillet 1894.
(2) HANS ARONSON, *Meine Stellung in der Diphterie-Antitoxin-*

De son côté, en France, M. Roux, à l'Institut Pasteur de Paris, continuait les recherches qui l'avait mené, avec M. Yersin, à la découverte de la toxine diphtérique et en étudiait, dans une longue série d'expériences, la contre-partie, c'est-à-dire la vaccination des sujets sains par l'injection de sérum emprunté à des sujets soumis à des injections de toxine et devenus réfractaires à l'infection diphtérique. De l'animal, M. Roux transporta la méthode nouvelle chez l'homme. Trois cents cas de diphtérie vrai, sur un total de quatre cent quarante-huit angines pseudo-membraneuses soignées à l'hôpital des Enfants malades, lui permettait de faire sa communication si remarquable et si remarquée. La nouvelle méthode abaissait la mortalité à 25,21 0/0.

A la suite de cette publication, la sérothérapie, mise à l'essai par un grand nombre de médecins, n'attend plus que l'épreuve du temps pour prendre droit de cité parmi les spécifiques efficaces de notre arsenal thérapeutique.

Depuis, les observations s'accumulent. A l'hôpital Trousseau, au pavillon Bretonneau, M. le Dr Moizard (1) a traité deux cent trente et un enfants, qui en ont donné 34 décès, soit une proportion de 14,71 0/0 seulement. A l'hôpital des Enfants malades, M. Lebreton accuse 28 décès sur 248 cas, soit 11,57 0/0.

frage. Berliner klinische Wochenschrift, 19 novembre 1891, n° 47, p. 1077.

(1) MOIZARD, *Société médicale des hôpitaux*, 7 décembre 1891.

III. — Diagnostic bactériologique de la diphtérie.

La conduite du médecin dans la sérothérapie se règle sur la nature de l'angine pseudo-membraneuse.

Une première injection d'attente de 10 centimètres cubes ou de 20 centimètres cubes de sérum antidiphtérique pratiquée, selon l'allure clinique, il faut, avant de continuer le traitement, s'éclairer sur la nature de la maladie. On surçoit même dans les cas bénins.

Pour arriver à ce résultat, il n'y a que deux moyens : le diagnostic sur lamelle, le diagnostic sur culture ; le premier extemporané, le second plus lent ; tout deux constituent le *diagnostic bactériologique* (1).

1° — Diagnostic sur lamelle.

Cette recherche expéditive ne demande pas grand attirail, c'est celle que la plupart des médecins pourront faire, sans avoir besoin de laboratoire.

On se procure une parcelle de la fausse membrane constatée dans la gorge, soit qu'on en trouve une spontanément détachée et qu'on recueille avec une pince flambée, soit qu'on aille la chercher à l'aide d'un petit tampon d'ouate.

Si le lambeau paraît trop humide, on l'assèche soi-

---

(1) L. Martin, *Diagnostic bactériologique de la diphtérie et traitement de cette maladie par le sérum antitoxique.* (*Bulletin médical,* 17 octobre 1894, n° 82, p. 905, et *Annales d'hygiène,* décembre 1894.)

gneusement avec un peu de papier buvard ou avec du papier à filtre, moins plucheux. Il ne reste plus qu'à préparer la lamelle par frottement. On passe légère-ment le débris de fausse membrane sur une des faces de la lamelle et l'on fixe la préparation en passant rapidement, à plusieurs reprises, sur la flamme d'une lampe à alcool ou près d'une source de chaleur mo-dérée ; du reste, les doigts qui tiennent les bords de la lamelle éviteront une trop forte température qui car-boniserait au lieu de coaguler le frottis étalé sur la lamelle.

Pour colorer, on emploie le bleu composé suivant (Roux) :

A
Violet de dahlia . . . .   1 gramme.
Alcool à 90°.   10   —
Eau distillée bouillie. . .   90   —

B
Vert de méthyle . . . .   1 gramme.
Alcool à 90°   10   —
Eau distillée bouillie. . .   90   —

Un tiers de la solution A et deux tiers de la solution B constituent la matière colorante préférable.

On en laisse tomber deux à trois gouttes sur le côté préparé de la lamelle et on laisse l'imprégnation se faire pendant une minute ; au bout de ce temps, la coloration des microbes est effectuée.

On peut aussi employer pour cette coloration le bleu de Löffler :

Solution alcoolique de bleu de
   méthyle saturée . . . . .   1 gramme.
Solution d'hydrate de potasse .   3   —

ndiquée par MM. Roux et Yersin.

On enlève l'excès de matière colorante par l'immersion rapide dans un peu d'eau ordinaire contenue dans un cristallisoir ou dans un verre conique ; l'on sèche ensuite la préparation du côté non préparé avec un linge. La lamelle appliquée sur une lame de verre est prête à l'examen microscopique, qui demande, autant que possible, l'emploi d'un objectif à immersion.

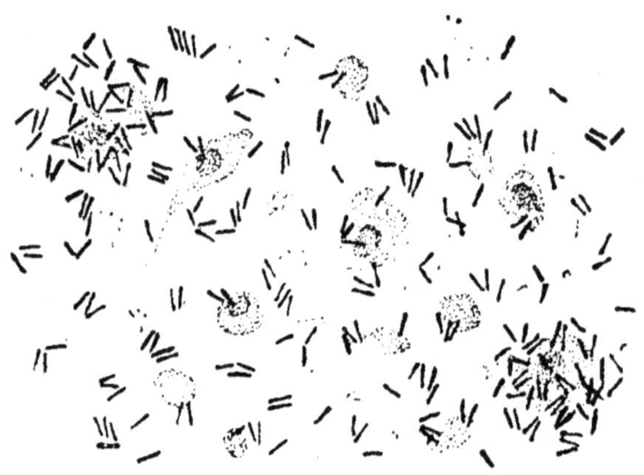

Fig. 1. — Bacilles diphtériques.

Cet examen donne trois résultats possibles : 1° il n'y a que des bacilles ; 2° il n'y a que des cocci ; 3° il y a bacilles et cocci, quel que soit du reste l'abondance ou la rareté des microbes sous le champ du microscope.

1° S'il n'y a que des *bacilles*, ceux-ci peuvent être diphtériques ou ne pas l'être (pseudo-diphtériques).

Les bacilles diphtériques (fig. 1) se présentent sous la forme de bâtonnets, groupés le plus souvent par séries de trois ou quatre, sans affecter de disposition bien particulière dans le dessin formé, parfois disposés les uns à côté des autres parallèlement ou plus ou moins à angle, parfois réunis par deux bout à bout, jamais en file, comme pour les strepto-bactéries, mais à angle, en L, en V ou en accent circonflexe. On aurait, d'après la comparaison de M. L. Martin, des figures analogues à des assemblages de caractères cunéiformes ou à des tas épars de petites « aiguilles, courtes et trapues, qu'on aurait laissé tomber sur une table. »

Deux fois plus longs que larges, les bacilles de Löffler se renflent légèrement à leur deux bouts. Leur coloration ne cesse d'être uniforme d'une extrémité à l'autre.

Les bacilles dits pseudo-diphtériques, ainsi nommés par les auteurs allemands, ne diffèrent des bacilles types ou bacilles longs que par leurs dimensions : ce sont des bacilles courts. Cette dénomination, mauvaise en somme, mérite d'être abandonnée, puisqu'il s'agit, après tout, d'organismes de la diphtérie vraie, de bacilles de Löffler, variété si l'on veut, mais diphtérique pas moins.

2° La préparation ne présente que des *cocci*. Leur nature permet d'en reconnaître trois principaux : A. des *streptocoques*; B. des *staphylocoques* ; C. des *cocci Brisou*, dont la valeur varie du tout au tout au point de vue pronostique.

L'agencement de chacun de ces organites permet d'en faire le diagnostic bactériologique sur lamelle.

A. Les *streptocoques* (fig. 2) se montrent sous forme

de points réunis en chainettes courtes de deux à
neuf chainons environ.

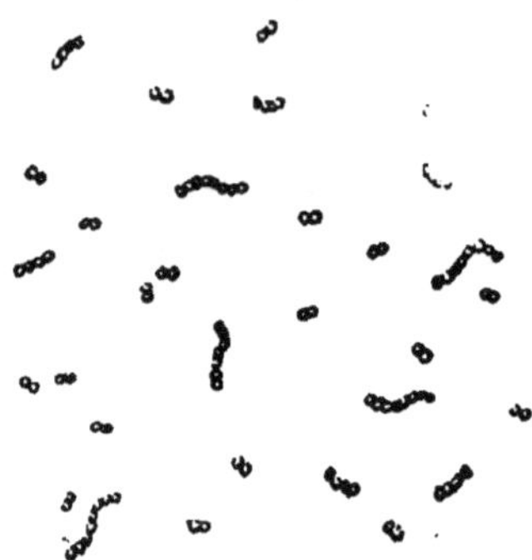

Fig. 2. — Streptocoques.

B. Les *staphylocoques* (fig. 3) affectent un tout autre
groupement. Les figures formées par chaque série de
ces microbes s'offre sous l'aspect d'une disposition

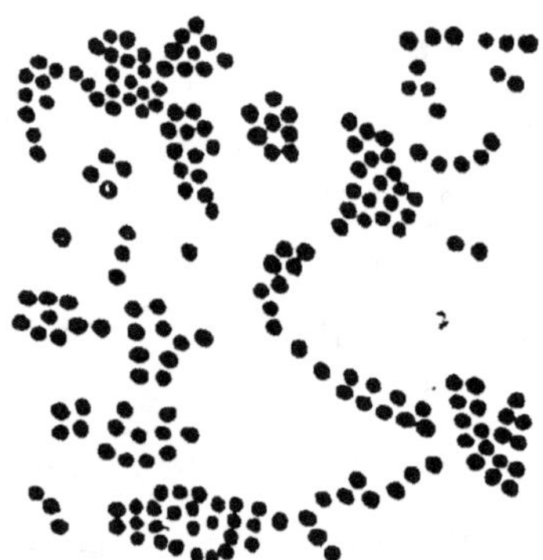

Fig. 3. — Staphylocoques.

pyramidale, avec base et sommet, rappelant, d'où leur
nom patronymique, une grappe de raisin.

On les rencontre plus rarement isolés que les streptocoques.

J'ai pu dans, un cas d'angine pseudo-membraneuse au début de la scarlatine, les rencontrer à l'état de pureté, sans aucune association (1).

C. Les *cocci Brisou* (fig. 4) restent simplement accolés deux à deux ou par amas de trois ou plus, sous forme de figures irrégulièrement arrondies.

3° Bacilles et cocci peuvent se rencontrer mélangés.

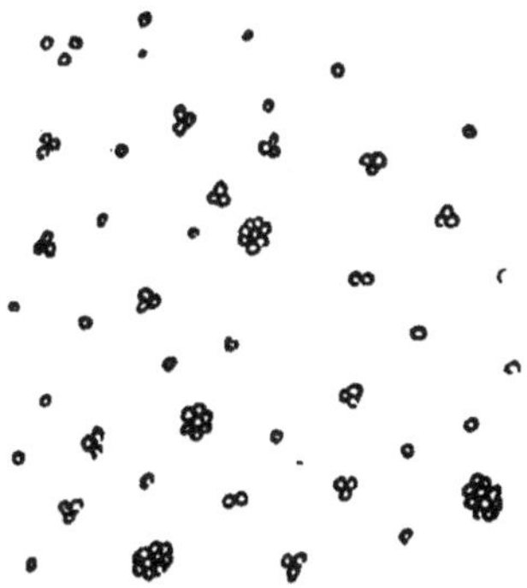

Fig. 4. — Cocci Brisou.

Dans ce cas, chacun garde sa configuration; mais le pronostic se modifie.

Bacilles diphtériques et streptocoques forment une association dont le résultat est l'exaltation de la virulence et l'aggravation du pronostic.

L'adjonction du staphylocoque assombrit beaucoup moins la situation.

La présence du petit coccus Brisou indique, en général, une diphtérie bénigne.

(1) *Annales de la Policlinique de Paris*, 5 mai 1891, p. 286.

Voilà les renseignements que peut donner l'examen de la fausse membrane sur lamelle ; on voit qu'ils ne manquent pas d'importance et quelle lumière cette simple préparation peut apporter sur la nature de la maladie et sur sa gravité.

Mais il se peut que les résultats de la recherche microscopique ne soient pas assez nets pour entraîner la conviction, qu'il y ait doute sur tel ou tel point, qu'il y ait trop peu de microbes ou qu'il ne se présentent pas avec leurs caractères habituels ou même que, malgré l'examen de plusieurs lamelles, on n'ait pas rencontré de microbes ; dans ces cas douteux ou négatifs, il faut avoir recours aux cultures.

2° — Diagnostic sur culture.

Complément utile, souvent indispensable, du diagnostic sur lamelle, l'ensemencement des produits pseudo-membraneux ne demande pas une installation bien dispendieuse.

Comme milieu de culture, on emploie le sérum de bœuf coagulé (l'agar glycériné aussi [Petri]); un fil-spatule sert à faire l'ensemencement ; une étuve réglée à 37° permet le développement de la culture.

Préparation du sérum coagulé. — Lorsqu'on veut on qu'on peut préparer soi-même le sérum, on recueille, au sortir des vaisseaux, le sang d'un animal. C'est en général le sang de bœuf que l'on va chercher à l'abattoir ; on le reçoit dans un récipient en verre de 3 à

4 litres stérilisé par le chauffage à l'autoclave. Dès le vase plein, on le ferme à l'aide d'une plaque de verre ou d'un autre cristallisoir formant bouchon par emboitement. On laisse reposer le liquide dont le caillot se sépare assez rapidement, en vingt-quatre heures habituellement. A ce moment, on soutire tout le sérum clair à l'aide de pipettes préalablement stérilisées et on en remplit des ballons de verre qu'on ferme à la lampe (Martin).

On procède ensuite à la stérilisation du sérum par la méthode des chauffages discontinus. Pendant quinze jours, une heure chaque jour, on porte les ballons dans une étuve chauffée à 58° (Martin).

Le sérum ainsi stérilisé, on le distribue à l'aide de la boule de Miquel dans des tubes en verre stérilisés, puis on les range en position inclinée dans une étuve réglée à 80°. Cette dernière manipulation a pour but de solidifier le sérum en couche inclinée (Martin).

Ainsi préparés, obturés à l'aide d'un bouchon d'ouate stérilisée, les tubes sont prêts à être utilisés pour l'ensemencement.

Toutes ces manipulations, nécessaires à la préparation des tubes, exigent des appareils multiples et la possession d'un laboratoire complètement outillé pour la bactériologie. Ces conditions ne sont pas à la portée de tout le monde ; heureusement que, depuis l'avènement de la sérothérapie, on trouve, dans un certain nombre de pharmacies et de maisons de produits chimiques, le matériel nécessaire.

Supposons nous donc en possession de tubes tout préparés pour l'usage ; il nous faut les ensemencer.

Ensemencement. — A cet effet, on se sert d'un fil de fer ou, de préférence, d'un fil de platine, qu'on aplatit d'un coup de marteau à l'une de ses extrémités·

Pour la commodité, on peut emmancher ce fil-spatule dans une tige de bois ou l'implanter dans une baguette de verre.

Chaque fois qu'on se sert de l'instrument, on le passe dans la flamme d'une lampe à alcool. On laisse refroidir Avec le bord de l'extrémité aplatie, on gratte légèrement un point d'une fausse membrane. Selon la méthode de MM. A. Despine et E. de Marignac, on lave la fausse membrane recueillie avec une pince flambée dans une solution boriquée à 2 0/0, pour chasser les autres saprophytes. Pour ensemencer un tube de sérum, on tient le fil ainsi chargé entre le pouce et l'index de la main droite, le tube entre le pouce et l'index de la main gauche ; avec le médius et l'annulaire de la main droite, on enlève rapidement le bouchon d'ouate et l'on enfonce le fil jusqu'au contact du sérum à la surface duquel on pratique une série de stries sous forme de lignes parallèles très rapprochées. On rebouche le tube.

Sans recharger le fil, on ensemence, de la même façon un second tube. Il ne reste plus qu'à porter ces deux tubes à l'étuve maintenue à 37°.

Développement des cultures à l'étuve. — Au bout de vingt-quatre heures, mais sans plus tarder dans la crainte de laisser développer d'autres microbes, on examine les tubes ensemencés.

Ils peuvent rester stériles ; dans ce cas, on peut affirmer l'absence de diphtérie vraie.

Au contraire, un certain nombre de colonies peuvent avoir poussé (fig. 5).

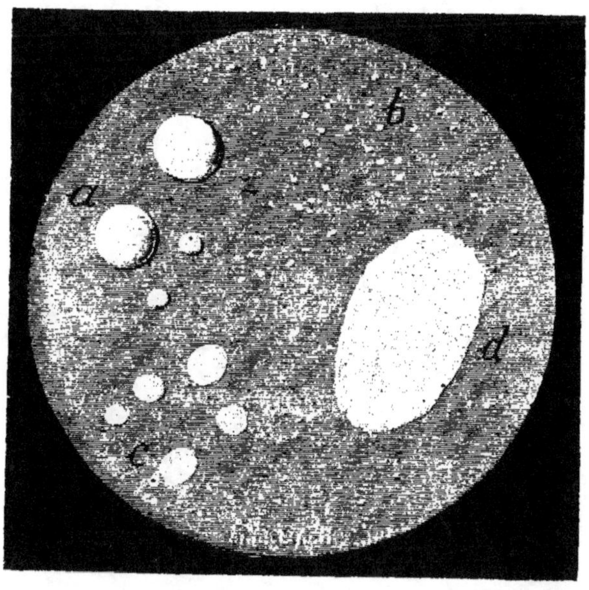

Fig. 5. — *a*, colonie diphtérique ; *b*, colonie de streptocoque ; *c*, colonie de cocci Brisou, après 24 heures d'étuve ; *d*, colonie de staphylocoques, après 48 heures d'essai.

Leur aspect extérieur donne des renseignements intéressants.

Le *bacille diphtérique* forme déjà, après quatorze à quinze heures de séjour à l'étuve à 37°, sur le sérum solidifié, des colonies reconnaissables à leur couleur blanc grisâtre, à leur forme arrondie et régulière, à l'opacité de leur centre, lorsqu'on les regarde par transparence.

Si l'on transporte, à l'aide du fil de platine, une parcelle de la colonie sur une lamelle, qu'on la délaie dans une fraction de goutte d'eau et qu'après dessication rapide à l'air de la préparation, on la colore selon le procédé ordinaire, le microscope montre, en plus ou moins grande abondance, des bacilles diphtériques sous leur forme typique (fig. 6), c'est-à-dire des bacil-

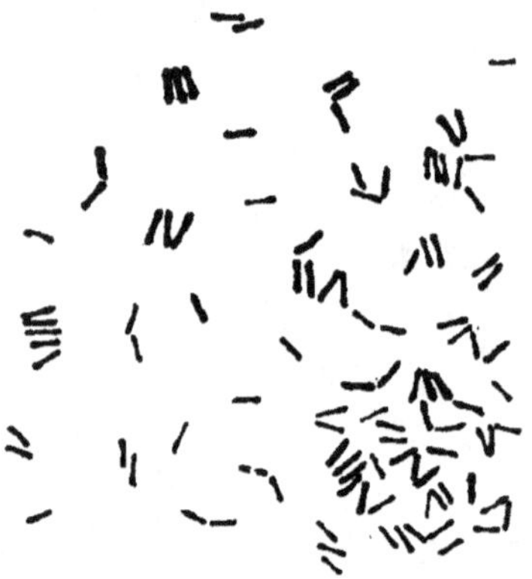

Fig. 6. — Bacilles diphtériques, forme typique.

les longs, enchevêtrés, aux extrémités nettement renflées.

Les autres formes, bacilles courts ou bacilles intermédiaires, ne sont cependant pas exceptionnels.

Très rapproché, comme aspect morphologique à l'œil nu, capable de susciter des méprises, le petit *coccus Brisou* se distingue, sur les cultures, du bacille diphtérique par l'humidité plus grande de sa surface, par l'absence d'opacité de leur centre.

Du reste, l'examen microscopique lèverait tous les doutes, puisqu'il s'agit de cocci et non de bacilles. Toutefois, le coccus Brisou demande encore à être étudié. Son individualité souffre peut-être quelque réserve.

Tout autrement se développe le *streptocoque*. Au bout de vingt-quatre heures d'étuve à 37°, il apparaît sous forme d'un sémis de colonies punctiformes.

Les colonies de *staphylocoques* ne poussent pas selon des figures régulières ; elles s'étalent plus ou moins en traînées rubanées, aplaties, diffluentes. Leur développement se fait mieux passé vingt-quatre heures, après quarante-huit heures, par exemple.

L'examen bactériologique de chaque cas d'angine pseudo-membraneuse s'impose. Le tableau clinique ne permet pas à lui seul d'asseoir un diagnostic exact. Les recherches de M. H. Barbier, celles de M. Roux ont montré l'importance des infections mixtes, et la gravité qu'entraînait l'adjonction du streptocoque au bacille de Löffler, pour constituer une forme septique. La connaissance des parasites prime à tel point la forme clinique que M. Genersich (1), dans un certain nombre de faits à forme septique, n'a pu décéler que le bacille diphtérique pur. Il se peut donc que même les symptômes septiques soient du fait de ce bacille sans qu'aucun streptocoque n'entre en jeu. Cette constatation est grosse de conséquences, puisque le sérum

____

(1) Genersich, *Bakteriologische Untersuchungen über die sogenannte septische Diphtherie* (*Jahrbuch für Kinderheilkunde u. phys. Erziehung*, Bd. xxxviii. II. 2 u. 3).

agit dans le cas de diphtérie, s'il arrive à temps.
M. Genersich propose de classer cette variété de
diphtérie vraie sous l'appellation de « schwere toxische
Diphtherie » de « Diphtheria gravissima », qui rentre
dans la forme hypertoxique de nos anciens.

Une forme analogue, au point de vue clinique, peut
résulter uniquement de l'infection par le streptocoque
[H. Barbier, L. Concetti (1)] et même par d'autres organismes [Epstein (2)] : staphylocoque, pneumo-
coque, bactérium coli et autres.

IV. — Préparation du sérum.

1° — Préparation de la toxine diphtérique.

Voici la méthode employée par M. Roux pour la
préparation du sérum antitoxique (3) :

« Les animaux fournisseurs du sérum antitoxique
sont immunisés contre la diphtérie, c'est à dire qu'ils
sont accoutumés à la toxine diphtérique... »

1° *Préparation de la culture virulente.* — « La toxine
est produite en cultivant le bacille diphtérique virulent dans du bouillon au contact de l'air. Dans les conditions habituelles, il faut maintenir les cultures

(1) Luigi Concetti, *Studi clinici e ricerche sperimentali sulla difterite*. Roma, 1894.

(2) Epstein, *Uber Pseudo.liphtheritis septhœmischen Ursprunges. Versammlung deutscher Naturf. u. Aerzte in Wien*, septembre 1894.

(3) Communication au Congrès de Budapest, septembre 1894.

pendant des mois à la température de 37° pour que le poison s'y accumule. Un procédé plus rapide que nous avons employé avec M. Yersin consiste à faire la culture dans un courant d'air humide. On se sert de vases à fond plat, munis d'une tubulure latérale (vases de Fernbach), dans lesquels on met du bouillon alcalin peptonisé à 2 0/0, de façon que la couche liquide ait une faible épaisseur. Après stérilisation à l'autoclave, on sème une culture récente de bacille diphtérique très virulent et l'on porte à l'étuve à 37°. Lorsque le développement est bien commencé, la tubulure de chaque flacon est reliée, par un tube de caoutchouc, à un ajutage d'un tuyau de cuivre qui est lui-même en relation avec une pompe à eau. Au moyen de pinces à vis, placées sur les tubes en caoutchouc, il est facile de régler le courant d'air qui pénètre par le col de chacun des matras, après avoir barboté dans un flacon laveur. Cet agencement est préférable à celui qui dispose les vases de culture les uns à la suite des autres et les fait tous traverser par le même courant d'air. Après trois semaines, un mois au plus, la culture est suffisamment riche en toxine pour être employée. Sur le fond des vases, on voit un fort dépôt de microbes et, à la surface, un voile de bacilles plus jeunes. A ce moment, la réaction est fortement alcaline. Tous les bacilles diphtériques, même lorsqu'ils paraissent également virulents pour les cobayes, ne donnent pas les mêmes quantités de toxine dans les cultures. L'essai de bacilles de diverses provenances fera reconnaître ceux qui fabriquent la toxine la plus active. Nous n'étonnerons aucun bactériologiste en disant que la force de la toxine n'est pas toujours la même dans les cultures faites, en apparence, dans des conditions identiques. Aussi, est-il préférable de faire une provision de toxine avant de commencer une série d'expériences, afin que celles-ci soient bien comparables entre elles. »

2° *Filtration de la toxine*. — « Les cultures achevées sont filtrées sur une bougie Chamberland et le liquide clair est gardé dans des vases bien remplis, bouchés et tenus à l'abri de la lumière à la température ordinaire. Ainsi préparée, la toxine tue, en général, un cobaye de 500 grammes en quarante-huit heures, à la dose de un dixième de centimètre cube. Elle perd son activité à la longue, mais lentement, si on la maintient dans les conditions que nous venons de dire. »

La toxine obtenue reste à préparer les animaux immunisés, source du sérum immunisateur. C'est ici que les procédés et les animaux en expérience varient avec chacun des expérimentateurs.

A l'institut de Koch, on commence, sans filtrer la culture, par tuer les bacilles par l'addition de 0,5 0/0 d'acide phénique ou de 0.3 0/0 de tricrésol.

2° — Immunisation des animaux.

Procédé de Carl Frænkel — Cet auteu r a opéré sur

les cobayes. Il leur injecte, sous la peau, des quantités minimes de toxine préalablement chauffée à 65 ou 70°.

Procédé de Behring. — Dans ces premiers travaux, M. Behring modifiait la toxine par des adjonctions de trichlorure d'iode.

Aujourd'hui il injecte de préférence de très petites doses, mais répétées.

Dans ces derniers temps, il a eu recours au cheval, comme source de sérum.

Procédé de Brieger et Wassermann. — Dans ce procédé, la culture du bacille diphtérique est faite dans du bouillon de thymus, qu'on chauffe, un quart d'heure, à 65-70°.

M. Wassermann a étudié le sérum de rat blanc immunisé contre la diphtérie. On ne tire du sang de ces animaux qu'un sérum inactif.

Procédé de Roux et Vaillard. — Au lieu de s'adresser aux petits animaux, comme le cobaye, le lapin, au mouton ou à la chèvre, comme on le fait dans les autres procédés, à la vache qui, très sensible, meurt parfois de l'injection, pas plus qu'au chien qui donne un sérum antitoxique très actif (Bardach-Aronson), M. Roux donne la préférence au cheval, dont la taille permet de faire à la jugulaire, avec le trocart de Nocard, de copieuses et fréquentes saignées et dont on obtient un sérum d'une limpidité parfaite. De plus, on peut arriver à préparer un cheval immunisé en moins de trois mois. A cet avantage pratique, on doit ajouter la grande tolérance de cet animal pour la toxine, puisqu'on peut, d'un seul coup, lui en injecter sous la peau de 2 à 5 centimètres cubes, sans autre réaction qu'une fièvre modérée et passagère et un peu d'œdème local. Un autre point à considérer c'est le peu de toxicité du sérum de cheval pour l'homme, propriété à laquelle se joint ou plutôt qu'explique sa qualité de sérum peu globulicide.

Le choix de l'animal n'est pas indifférent ; sauf la question du prix, il n'y aurait qu'avantage à se fournir de chevaux complètement sains. Par raison d'économie, on s'adresse à des chevaux de réforme ou à des bêtes hors de service pour cause d'affections locales des membres non contagieuses. Il ne faut pas que les animaux aient déjà servi à des expériences ou aient été atteints antérieurement d'une maladie infectieuse, ils supportent moins bien les injections de toxine et s'immunisent plus difficilement.

Les animaux immunisés qui ont servi à M. Roux étaient des chevaux de fiacre de six à huit ans, c'est-à-dire, encore relativement jeunes, en assez bon état, convenablement nourris, indemmes de lésions des organes internes, des reins principalement, atteints seulement de tares aux membres. Pour écarter toute possibilité de transmission de la morve, chaque sujet était éprouvé par une injection de malléine.

Le liquide que M. Roux injecte aux animaux, pour les immuniser, se compose de la culture virulente filtrée de bacille diphtérique, obtenue comme nous l'avons vu ci-dessus, c'est-à-dire de la solution de toxine,

qu'il additionne d'un tiers de la solution iodée suivante :

Iode métallique bisublimé	1
Iodure de potassium	2
Eau distillée bouillie	300

connue sous le nom de *solution* ou de *liqueur de
Gram*.

Chez un lapin de taille moyenne on peut d'emblée
injecter de la toxine iodée en solution cinq dixièmes de
centimètres cubes. Cette toxine non iodée est dosée de
manière à ce que un dixième de centimètre cube tue,
un cobaye de 500 grammes, en quarante-huit à
soixante heures.

Dans la question de l'obtention des vaccins, la méthode employée a une grande importance. Ainsi, comme
l'ont montré MM. Roux et Vaillard, on peut, par de
petites doses de toxine tétanique, injectée fréquemment, récolter beaucoup plus d'antitoxine que si l'on
injecte par doses fortes espacées la même quantité
de toxine.

Chez le cheval, on commence par un quart de centimètre cube de solution de toxine iodée; on renouvelle la même injection au bout de quelques jours,
puis, après quelques semaines, on augmente progres-
sivement la dose et l'on diminue la quantité d'iode.
On peut arriver ainsi à injecter jusqu'à 250 centimètres cubes de toxine très active sans rien obtenir
qu'une réaction modérée. On choisit, pour faire les injections, les régions où la peau lâche, bien doublée de

tissu cellulaire, glisse facilement sur les tissus sous-jacents, en général, l'encolure, parfois la région située entre les deux épaules.

Lorsque l'animal est à ce point, il est apte à fournir le sérum antitoxique. Ce sérum peut avoir une puissance qui varie entre 50.000 et 100.000, c'est-à-dire qu'un cochon d'Inde de 500 grammes inoculé avec un demi-centimètre cube de culture dipthérique très virulente lorsqu'on lui a injecté la cinquante millième ou la cent millième partie de son poids.

Pour conserver l'animal à l'état de source permanente de sérum antitoxique, on peut, soit lui injecter une certaine quantité de toxine, 300 à 500 centimètres cubes dans la jugulaire, chaque fois qu'on lui fait une saignée et le laisser reposer vingt jours. Lorsque les injections sont abondantes, il y a localement un peu d'œdème et une élévation de température.

Un procédé plus efficace, quoique plus occupant, consiste à injecter, sous la peau, souvent des petites doses de toxine ; on peut ainsi entretenir l'animal dans des conditions telles qu'il puisse fournir du sérum également actif presque à jet continu.

Les animaux mis ainsi en expérience demandent une certaine surveillance. Il faut les peser et cesser les injections lorsqu'ils perdent du poids.

Le sang extrait de la veine, recueilli dans des vases stérilisés, se sépare rapidement en caillots et en sérum qu'on distribue dans des flacons stérilisés bien remplis. On peut le conserver un certain temps si l'on a soin de déposer dans chaque flacon un morceau de camphre fondu.

Le produit se présente avec l'aspect ordinaire du sérum, c'est-à-dire d'un liquide presque incolore ou jaunâtre, de consistance légèrement sirupeuse.

On peut le faire dessécher dans le vide et le garder à l'état sec, à l'abri des poussières et de l'humidité. Il suffit pour l'usage de le redissoudre dans un peu d'eau distillée stérilisée. La chaleur altère et détruit les propriétés du sérum, l'alcool coagule la toxine, un précipité de phosphate de chaux l'entraine en se déposant.

Sur la nature même de la substance dite antitoxine, nos connaissances demeurent encore bien imparfaites. Elle donne des réactions analogues à la toxine diphtérique, qui ne permettent pas de la différencier de ce premier corps. C'est un albuminoïde d'un groupe rapproché de celui des ferments solubles, une toxalbumine. Sa réaction est alcaline.

Dans le sang des animaux qu'on infecte avec différents virus, anthrax, choléra, fièvre typhoïde, etc..., le professeur Joseph von Fodor (1) [de Budapest], a noté que l'alcalescence du sang augmente dans le sérum, lorsque l'animal doit guérir, qu'elle baisse au contraire quand il doit succomber.

Procédé de M. Aronson. — Parti des cultures de bacilles diphtériques atténuées par la formaldéhyde, M. Aronson arrive au cheval comme de source de sérum.

____

(1) J. VON FODOR, *Königl. Verein der Aertze in Budapest*, 3 novembre 1894.

La particularité de son procédé réside dans les cultures diphtériques faites dans un courant d'oxygène et chauffées une heure à 7C°, puis 63°.

Le sérum possède une force triple de celui préparé par le procédé de M. Behring.

Procédé de G.-A. Smirnow (1). — L'auteur transforme la toxalbumine contenue dans la culture de bacille diphtérique par l'électrolyse. Chez les animaux cette antitoxine a donné les mêmes résultats·que celle préparée par les autres procédés. On ne l'a pas encore essayé chez l'homme.

D'après M. Escherich (Iéna), on retirerait du sang des diphtériques guéris une substance qui pourrait servir à immuniser les animaux et même l'homme. Le pouvoir antitoxique n'apparaîtrait que huit à dix jours après la guérison et pourrait durer plusieurs mois (Abeb).

Dans une observation (2), dont le sujet est un médecin, le Dr Banafoux (de Salindres, Hérault), qui a succombé victime du devoir professionel, on a, pour une injection, utilisé le sérum provenant d'une saignée de 120 grammes de sang retiré à une fillette en convalescence de diphtérie. Malgré d'autres injections faites avec le sérum de Behring, de provenance allemande, et enfin avec le sérum préparé par M. Roux à l'Insti-

(1) G.-A. SMIRNOW, *Uber die Behandlung der Diphterie mit Antitoxinen, die ohne Vermittlung des thierischen Organismus darstellbar sind. (Berliner klinische Wochenschrift*, n° 30, 1894).

(2) *Nouveau Montpellier médical*, 17 novembre 1894, t. III, 37° année, n° 47, p. 926.

tut Pasteur, « le sérum de France » la maladie ne put être enrayée. Ce fait, outre le tribut qu'il nous permet de payer à la mémoire de notre confrère, a de plus l'intérêt, au point de vue historique d'être le seul jusqu'ici où le sérum de sang humain ait été utilisé.

V. — Résultats de la sérothérapie chez les animaux.

Avant de décrire la manière d'appliquer la sérothérapie à l'homme, examinons les résultats que les expérimentateurs ont obtenu dans leurs recherches sur les animaux. C'est l'ordre logique d'exposition, puisque toute la méthode repose comme base sur ces faits de laboratoire.

La preuve que le sérum des animaux immunisés posséderait l'action qu'on lui supposait théoriquement on devait la fournir en variant les conditions expérimentales.

Voici les faits qui donnent leur appui à la méthode.

1° Lorsqu'on mélange une certaine quantité de sérum toxique à une autre de sérum d'animal immunisé, par exemple, dans la proportion de 1 centimètre cube du premier pour un vingtième, un trentième, et même seulement un quarantième du second et qu'on injecte ce mélange à un cobaye de 500 grammes, l'animal n'en ressent aucun dommage, ni général, ni local. Il y a neutralisation complète du poison. Avec un cin-

quantième, on observe un peu d'œdème local au niveau de la piqûre.

2° Si l'on injecte à un cobaye d'abord une dose
d'antitoxine, puis une dose de toxine, mortelle en
cinq jours pour les animaux témoins, l'animal injecté ne meurt pas. La dose d'antitoxine nécessaire
injectée douze heures auparavant équivaut à un mil-
lionième du poids de l'animal. Avec un cinquante millième, ils peuvent résister même à une inoculation de
culture diphtérique mortelle en quarante-huit heures.

3° L'expérience contraire réussit de même. Si l'on
injecte d'abord la toxine et quelques heures après l'antitoxine, le cobaye résiste et ne présente pas d'accidents.

Voici les premiers résultats sur lesquels M. Behring
basait sa méthode; les expériences de M. Roux les ont
victorieusement confirmés.

Lorsqu'on se met dans les conditions de la troisième
expérience, les quantités d'antitoxine varient selon les
variations d'un nouveau facteur, le temps écoulé depuis
l'injection pathogène. Après six heures, il faut un
millième de sérum antidiphtérique; après douze heures,
il n'y a plus d'action. Ce fait comporte avec lui son
enseignement pratique, c'est qu'on doit se hâter.

Si l'on a fait l'inoculation non avec la toxine, mais
avec le bacille diphtérique, il y a encore action dix-
huit heures après l'inoculation.

M. Boer (1) a pu cependant guérir avec le sérum n° 3,

(1) Boer, *Versammlung der Naturforcher und Aertze in Wien*,
24-30 septembre 1894.

de la fabrique Höchst (1.500 unités antitoxiques), des animaux infectés depuis trente-six heures.

Voilà pour les accidents généraux. Voici maintenant pour les accidents locaux.

1° Lorsqu'on injecte à une femelle de cobaye du sérum immunisateur, et qu'ensuite on lui inocule la diphtérie sur la vulve, les fausses membranes se développent, mais se détachent de bonne heure, le second jour ; tandis que chez les animaux témoins les accidents locaux, œdème, rougeur, fausses membranes, et les accidents généraux, fièvre, abattement, anorexie, continuent.

De même un lapin, qui a reçu du sérum antitoxique et auquel on inocule la diphtérie dans la trachée, reste indemne de croup.

2° Chez un animal sur lequel on a fait développer une diphtérie vulvaire, ou bien trachéale, l'injection de sérum antitoxique arrête la maladie ; à la condition que l'on intervienne assez tôt. Cette condition de la rapidité dans l'application de la méthode prime tout. Il faudra s'en souvenir en pratique, c'est un point capital.

De ces expériences, on peut conclure que le sérum des animaux immunisés est capable de prévenir les accidents d'une inoculation diphtérique soit ultérieure, soit antérieure. Il est préventif, il est curatif. Il se distingue en cela d'autres sérums déjà essayés, du sérum antitétanique en particulier qui n'a qu'un pouvoir préventif, mais nullement curatif.

GILLET. — Diphtérie.   2.

Il reste cependant une expérience de contrôle à tenter, l'injection de sérum de cheval normal, non immunisé.

VI. — Théories de l'action des sérums immunisateurs.

Ici nous entrons un peu dans l'hypothèse.

A. *Théorie vitaliste.* — La théorie qu'a développé M. Roux au Congrès international d'hygiène et de démographie est la suivante; elle est essentiellement vitaliste.

L'antitoxine proviendrait de la toxine, mais indirectement, c'est-à-dire que ce n'est pas la toxine elle-même qui se transformerait en antitoxine. La toxine joue le rôle de *stimuline* (Metchnikoff), c'est-à-dire de corps capable de produire sur les cellules une excitation dont l'aboutissant est l'antitoxine. Une même quantité de toxine peut ne pas produire la même quantité d'antitoxine; tout dépend de la méthode employée. Voilà pour la naissance de l'antitoxine; voici pour son action. Il n'y aurait pas neutralisation du poison par l'antidote. Les deux substances existeraient côte à côte comme le prouverait la mort par un mélange de toxine et d'antitoxine complètement inoffensif pour des cobaies neufs, lorsque ce mélange est injecté à des animaux ayant subi des injections antérieures quoique guéris. Dans ce cas les cellules des animaux ne répondent pas suffisamment à la stimuline.

Dans le mélange de toxine et d'antitoxine du venin de serpent, la chaleur à 70° détruit l'antitoxine (Calmette, Phisalix et Bertrand).

« Nous sommes portés à conclure, dit M. Roux, que les antitoxines agissent sur les cellules. Un sérum préventif contre une toxine met en jeu des actions cellulaires tout comme le sérum préventif contre un venin vivant. Peut-être même les cellules qui détruisent les microbes, sont-elles aussi celles qui élaborent les antitoxines? »

Le jaune de l'œuf d'une poule immunisé contient seul l'antitoxine, et non le blanc (F. Klemperer).

B. *Théorie chimique.* — O. Heubner, de Berlin, met en avant une théorie beaucoup plus simple. Il admet qu'il s'agit d'une simple neutralisation et il la compare à l'action de l'oxyde de fer hydraté dans l'empoisonnement arsénical.

VII. — Application de la sérothérapie chez l'homme.

Cette application demande quelques précautions mais ne compte en soi aucune difficulté matérielle. Toutes les manipulations se réduisent aux manœuvres nécessaires pour faire une injection sous-cutanée.

1° — Instrumentation.

L'instrumentation nécessaire pour l'application de

la méthode se restreint à une seule seringue. On demande seulement à l'appareil de pouvoir se stériliser facilement, de ne pas fuir sous la poussée exercée au moment de l'injection. Il doit contenir un minimum de 20 centimètres cubes.

Il n'y a pas de raison décisive qui milite en faveur d'un des modèles actuellement en usage, qui répondent à ces conditions, au détriment des autres. On peut donc adopter indifféremment l'une ou l'autre des seringues actuellement entre les mains des médecins.

Seringue de Roux (fig. 7). — La seringue de Roux, employée par MM. Martin et Chaillou comprend :

1º Un corps de pompe tout en verre, maintenu dans une armature de métal, sur laquelle il s'applique par l'intermédiaire de deux coussinets de caoutchouc. L'étanchéité se trouve ainsi assurée ;

2º Un piston, muni de rondelles en caoutchouc, d'un changement facile ;

3º Un ajutage, également en caoutchouc, bien adapté au corps de pompe et mesurant environ 10 centimètres. Cette pièce intermédiaire, qui complique la seringue, permet de n'avoir rien à craindre lorsque l'enfant bouge pendant l'injection ;

4º Une aiguille creuse, bien affilée, comme celle de la seringue de Pravaz, mais plus forte et résistante, longue de 4 à 5 centimètres. C'est le modèle ordinairement employé dans les hôpitaux d'enfants parisiens.

Lüer a modifié la seringue de Roux en la faisant tout entière en cristal (fig. 8).

Seringue de Straus. — Ce modèle a comme particularité son piston en moelle de sureau.

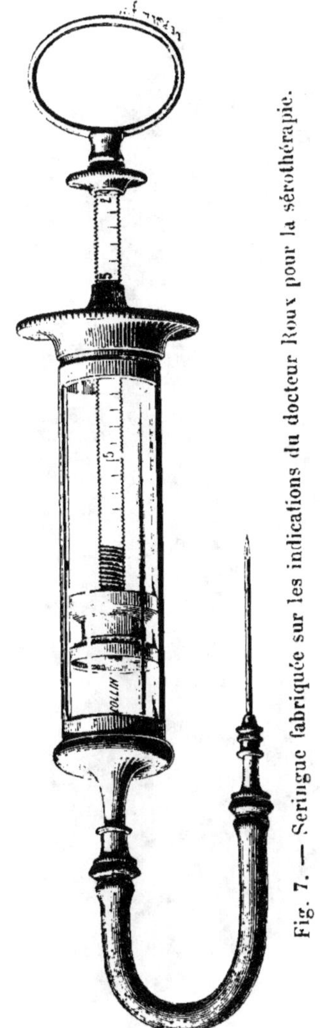

Fig. 7. — Seringue fabriquée sur les indications du docteur Roux pour la sérothérapie.

Seringue de Debove. — Outre la forme de son armature qui s'applique hermétiquement par un ressort, cet appareil possède une aiguille en platine iridiée.

Cet alliage rend la pointe d'une solidité extréme et lui
permet, sans s'altérer, de subir de fréquents chauffages

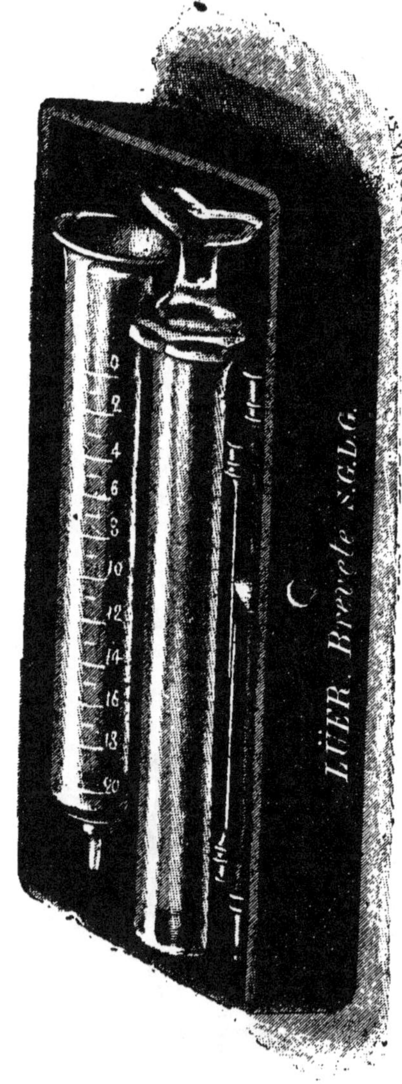

Fig. 8. — Seringue de Roux, modifiée par Luer.

au rouge. On peut du reste et avec avantage adapter
cette aiguille aux autres seringues (fig. 9).

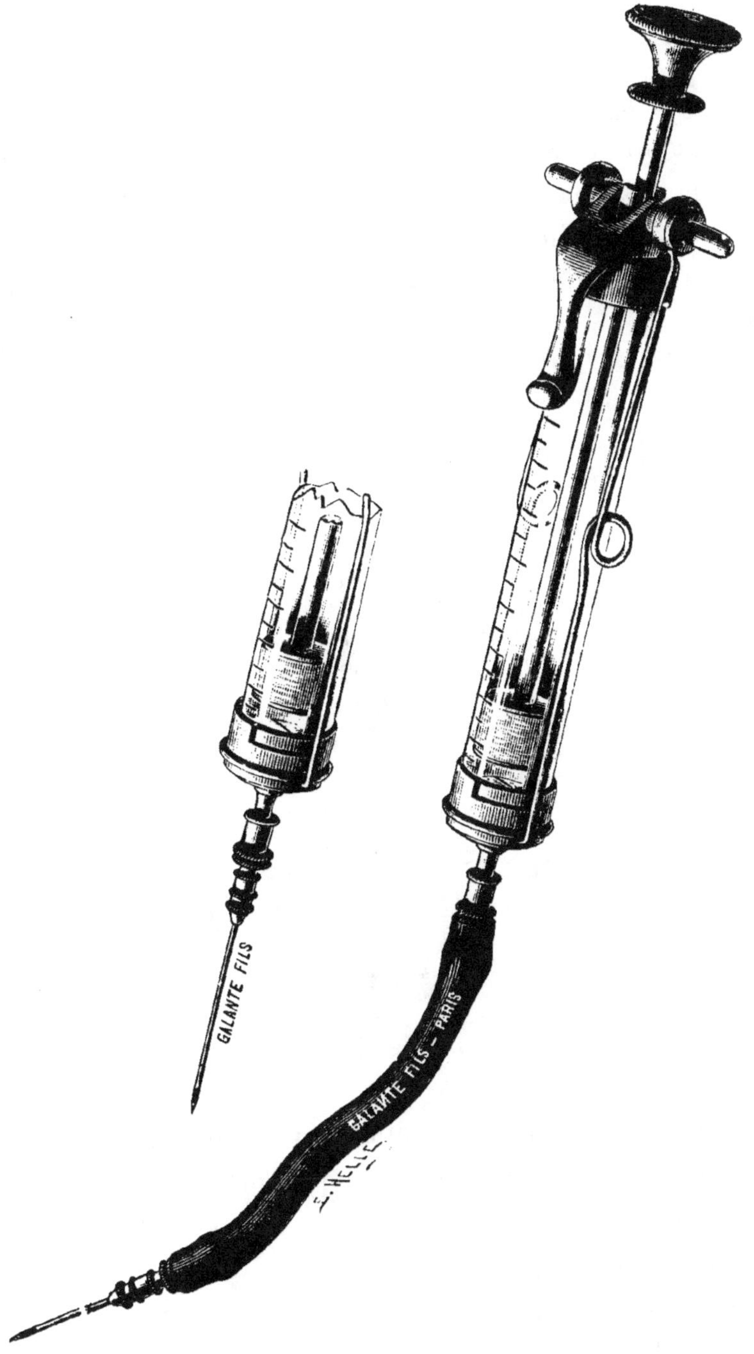

Fig. 9. — Seringue de Debove (modèle de 20 grammes employé pour la sérothérapie), montée avec un intermédiaire en caoutchouc.

Seringue de Koch — En Allemagne, on emploie, en général, la seringue de Koch (fig. 10), qui se distingue des autres modèles et en particulier de ceux en usage chez nous, par la suppression du piston et son remplacement par une petite poire en caoutchouc. Vis-

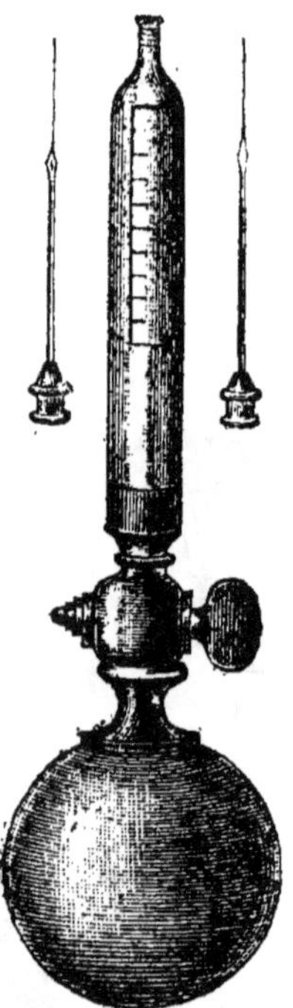

Fig. 10. — Seringue de Koch.

sée à l'aide d'un ajutage muni d'un robinet à l'extrémité de la seringue opposée à celle qui porte l'aiguille, cette poire en caoutchouc, d'une capacité égale à celle de la seringue, représente la force qui chasse le liquide hors du corps de pompe.

Quel que soit le genre de seringue qu'on ait à sa disposition, et au besoin une seringue de Pravaz ou celle de M. Felizet, de grand modèle, comme celle qu'emploient les vétérinaires, peut faire l'affaire, la technique de l'injection reste la même.

A. — *Antisepsie des mains du médecin.* — Avant de rien toucher, le médecin doit assurer non seulement la propreté de ses mains, mais leur antisepsie. Cette précaution ne se discute plus aujourd'hui, même pour une opération aussi peu chirurgicale qu'une injection hypodermique.

Si le médecin veut être en droit de réclamer des autres l'application des règles rigoureuses de l'antisepsie, il doit prêcher d'exemple.

Quoique simple en soi, l'antisepsie du médecin demande quelques explications. Les différents détails nécessaires à la bonne exécution de ce prélude opératoire ne varient pour ainsi dire pas d'une opération à une autre. Il suffit donc d'en faire la description complète, une fois pour toutes, pour ne pas avoir à y revenir à propos de chaque intervention.

Nous donnons page 193 tous les détails nécessaires touchant la désinfection des mains du médecin ; il y aurait double emploi, si nous le faisions ici.

B. *Stérilisation de la seringue.* — Avant et après la stérilisation, une précaution : éprouver le bon état des diverses parties qui composent la seringue et le bon fonctionnement de celle-ci. L'aiguille pourrait être bouchée et les rondelles de caoutchouc détériorées.

Pour s'assurer du bon fonctionnement du piston, on le fait manœuvrer, tandis que l'on ferme l'orifice inférieur; lâche-t-on le piston arrivé en haut de sa course, il doit redescendre immédiatement jusqu'en bas.

Cette inspection terminée, on passe à la stérilisation. A cet effet, il suffit, avec les modèles actuels, stérilisables sans les démonter, d'en desserrer simplement les armatures et de plonger l'appareil tout entier dans l'eau qu'on porte à l'ébullition pendant cinq minutes. Avec une solution de soude à 1 0/0 on obtient encore une meilleure stérilisation.

Lorsque les matières qui forment les pistons et les coussinets permettent une élévation de température plus forte, avec l'amiante (seringue de Debove), avec la moelle de sureau (seringue de Straus), par exemple, on peut faire la stérilisation à l'étuve à 120°.

La stérilisation terminée, on laisse refroidir la seringue et l'on serre l'armature. Quelques auteurs nettoient encore, avant d'aspirer le sérum, l'instrument avec de l'éther et de l'alcool. Pour simplifier, on peut maintenir la seringue immergée dans l'alcool absolu (A. Baginsky). On n'a plus qu'à charger l'appareil avec la quantité nécessaire de sérum.

Pour ce remplissage, on aspire le liquide par l'extrémité inférieure privée de l'aiguille; on évite de laisser une bulle d'air à la surface. Quand la seringue est pleine, on adapte l'aiguille, munie de l'ajutage en caoutchouc. Tout est prêt pour faire l'injection.

C. *Antisepsie du lieu de l'injection.* — A l'endroit où doit se faire l'injection s'effectueront les mêmes précautions d'antisepsie exigées pour tout autre opération, pour la trachéotomie par exemple, et que nous détaillons page 188.

2° — Injection du sérum.

Il n'y a pas de raison absolue, comme c'est le cas chez les animaux pour la vaccination anti-charbonneuse pour laquelle l'inoculation doit se faire à la racine de la queue, de choisir plutôt telle ou telle région que tout autre comme lieu de l'injection. La même immunité est conférée quel que soit la porte d'entrée par où le liquide pénètre.

Jusqu'ici, on semble avoir préféré la région antérieure de l'abdomen, vers le flanc, où l'on peut manœuvrer plus aisément chez l'enfant. Certains auteurs ont pratiqué leurs injections dans le dos au-dessous des omoplates ou bien à la face externe des cuisses.

1° *Manuel opératoire.* — La région où l'on doit faire l'injection, choisie, antisepsiée, on saisit la peau entre le pouce et l'index de la main gauche et on en soulève un pli.

De la main droite on prend la seringue préalablement chargée, la base de l'aiguille entre le pouce et l'index, le corps de pompe maintenu dans la paume de la main par les trois derniers doigts et l'on enfonce l'aiguille à la base du pli cutané. Dans cette manœuvre on doit ne pas dépasser le tissu cellulaire sous-cutané, dans lequel l'aiguille doit être libre.

La main gauche lâche alors le pli cutané et va se porter sur l'extrémité inférieure de la seringue, qu'elle maintient, tandis que la main droite va en saisir l'extrémité supérieure, afin de faire marcher le piston.

L'injection est poussée lentement; le liquide soulève la peau en une boule d'œdème, qu'il est complètement inutile de frictionner, cette friction provoquerait même de la douleur; la résorption se fait rapidement, en un quart d'heure à une demi-heure.

L'injection terminée, on retire l'aiguille d'un coup sec. Un petit tampon d'ouate hydrophile appliquée au niveau de la piqûre suffit à l'obturation. La gouttelette de sérum, qui peut se trouver à l'entrée du trajet fait par l'aiguille, aglutine suffisamment l'ouate pour constituer un bouchon. Le collodion n'est pas nécessaire; quelques médecins l'emploient. En Allemagne, on met souvent une petite rondelle d'emplâtre adhésif en guise de pansement (Heubner).

L'injection, peu douloureuse en général, ne provoque guère de réaction locale; parfois un peu de rougeur ou une papule ortiée.

On ne doit pas oublier, détail pratique important, de rincer vivement la seringue et surtout l'aiguille qui se boucherait par la dessication du sérum. L'eau qui a servi à la stérilisation sera gardée avantageusement pour cet office.

2° *Doses*. — Les doses dépendent de trois facteurs

principaux : l'âge du sujet, la gravité apparente de la maladie, la période de la maladie.

Il y a bien un quatrième facteur, la provenance, c'est-à-dire la force du sérum. Sauf quelques exceptions, nous nous servons en France du sérum préparé par M. Roux à l'Institut Pasteur, qui nous renseigne sur le degré d'activité de son produit. En Allemagne on trouve dans le commerce le sérum de Behring et celui d'Aronson. Les unités adoptées diffèrent : ainsi 100 ou 200 unités du sérum d'Aronson correspondent à peu près à 10 ou à 20 centimètres cubes du sérum primitif de Roux. Le liquide d'Aronson serait cependant plus chargé en principe actif que celui de Behring. Le sérum de Behring, de la fabrique Höchst, se débite de trois forces différentes : le n° 1 possède une force de 100 unités antitoxique; le n° 2, de 1.200 ; le n₀ 3, de 1.600. L'unité antitoxique représente 1 centimètre cube d'un sérum antitoxique capable, à la dose de 0,10 de neutraliser dix fois la quantité de toxine, mortelle en vingt-quatre heures pour un cobaie.

On injecte le n₀ 1 aux cas légers, le n° 2 au cas moyens, le n° 3 aux cas graves, ou bien deux doses du n° 1, le premier jour en une fois, deux autres en une ou deux fois le second jour.

A Paris, à l'hôpital des Enfants malades selon les indications de M. Roux, à l'hôpital Trousseau sous la direction de M. le Dr Moizard, la règle adoptée est la suivante :

Au début de la maladie, dès que le traitement peut être appliqué, chez tous les enfants, quel que soit l'âge dans les cas d'apparence bénigne, on injecte 10 centimètres cubes du sérum de Roux seulement.

A la même période, dans les cas d'apparence grave, la dose est portée à 20 centimètres cubes. On n'a guère dépassé cette dose, même dans les cas très graves. Avec le sérum délivré maintenant, qui est plus actif, on baissera la dose.

Chez l'*adulte*, pour lequel on a encore que peu de données, la dose initiale ne semble pas devoir être inférieure à 30 à 40 centimètres cubes.

Lorsqu'on se trouve obligé à renouveler l'injection, parce que l'amélioration n'a pas eu lieu ou ne s'est pas maintenue, la dose varie un peu selon les conditions du moment que la clinique seule peut juger. On ne peut donc établir de ligne de conduite uniforme.

Habituellement on suit pour ces injections ultérieures les mêmes errements qui ont guidé pour la première injection; dans les cas graves on renouvelle la dose initiale de 20 centimètres cubes, dans les moyens 10 centimètres cubes seulement.

Chez les tout jeunes enfants de moins d'un an, on se contente souvent de 5 centimètres cubes.

A une époque éloignée du début de la maladie, M. le Dr Moizard prescrit cette dose de 5 centigrammes lorsqu'il voit naître un symptôme quelconque et, en particulier, le retour ou l'apparition de l'albuminurie.

Pour les doses ultérieures, les indications sont dic-

tées par l'évolution de la maladie et la pratique diffère
un peu jusqu'ici.

A Paris, les médecins d'enfants, selon les indications premières de M. Roux, après la première injection attendent vingt-quatre heures.

On peut la répéter à plus bref délai; c'est ainsi que
M. von Seitz (de Munich) injecte une nouvelle dose et
une dose forte de dix à douze heures, après la première,
non suivie d'effet manifeste et en particulier s'il n'y
a pas un abaissement rapide de la température.

Dans les cas rebelles, il force même la dose.

Lorsqu'il y a association microbienne, d'après
M. Martin, on doit recourir aux fortes doses, 20 centimètres cubes, aussi bien pour les autres injections
que pour la première.

Il y aurait avantage, d'après certains médecins, à
commencer par injecter de fortes doses, plutôt que
d'autres.

En effet, sur quinze cas graves injectés d'abord avec
200 unités antitoxiques, comptées d'après le système
d'Ehrlich, M. le Dr W. Körte a eu douze morts et trois
guérisons seulement, tandis que sur treize cas graves
aussi mais injectés d'abord avec 400 et 480 unités, il
a eu dix guérisons et trois morts seulement.

Plus la diphtérie est étendue, plus il faut injecter
une forte dose. C'est une indication à remplir dans le
croup, la bronchite pseudo-membraneuse (Roux,
Bókai).

Dans les pays où l'on se sert des sérums fabriqués

en Allemagne, on doit se mettre en garde contre
l'acide phénique. Ces liquides en contiennent en général 1/2 0/0. En France, c'est le camphre fondu,
corps inoffensif, à moins de doses enormes, qui joue
le rôle de conservateur avec un avantage incontestable.

3° — Effets de l'antitoxine sur l'homme.

1° *Effets sur les sujets sains.* — L'antitoxine de Behring ne produirait chez les sujets sains aucune action
appréciable (Behring, O. Heubner, Roux, Oertel), loin
d'avoir un effet nuisible sur les viscères, foie, rein,
cœur, dont ils amèneraient la dégénérescence graisseuse, comme l'accusent certains auteurs.

Malgré cette absence de manifestation extérieure,
il ne s'en établirait pas moins l'immunité. Le sujet
serait vacciné temporairement comme le vaccinerait
la diphtérie rangée dans la catégorie d'infections qui
ne créent pas une immunité de longue durée.

Les renseignements qu'on a sur ce point provien-
nent d'enfants soumis préventivement à des injections.
Cette innocuité serait loin cependant d'être aussi absolue, puisque, dans ces conditions, on a observé des
éruptions, des arthropathies.

2° *Effets sur les diphtéries pures ou les diphtéries
associées. — Habitus, état général.* Un des effets rapides
de l'injection antidiphtérique qui frappe le plus, même
dans les cas graves, c'est la *transformation du facies.* Au
teint pâle, plombé ou livide, à la mine fatiguée, apa-

thique, si caractéristique de la diphtérie, fait place un visage reposé. Ce changement a sauté aux yeux des premiers médecins d'enfants appelés à observer les petits malades soumis à la sérothérapie (Kossel, Körte, Bókai, Moizard, Bergeron, Cadet de Gassicourt). L'enfant se remet à ses jeux qui, jusque-là, le laissaient indifférent, s'il n'était même en collapsus comme dans un cas de M. Bókai ; même dans les cas septiques, on obtient cette impression de mieux, quoique l'issue fatale ne puisse être évitée (Bókai).

D'une façon générale, le sérum manifeste son action d'une façon moins nette, surtout moins rapide sur les angines diphtériques associées que sur les diphtéries pures. La trachéotomie semble mettre les opérés dans un état moins favorable à l'action du sérum ; c'est pourquoi on préconise l'intubation.

M. Funk avait cru, d'après ses expériences, que l'association du streptocoque au bacille diphtérique créait seulement l'indication de forcer la dose de sérum. Il pensait qu'il y avait simplement augmentation de la toxine diphtérique.

D'après M. Roux, les animaux, soumis à l'inoculation simultanée des deux microbes, seraient difficilement sauvés et à la condition d'opérer dans les six à huit premières heures et avec des doses répétées.

Les cellules impressionnées par le streptocoque ne répondent plus ou mal à l'excitation de l'antitoxine.

Le sérum antidiphtérique vaut donc surtout contre

la diphtérie. Dans l'état actuel de nos connaissances, vouloir lui demander plus serait s'exposer à fausser les résultats.

Température. — D'après M. W. Körte on n'a pas un abaissement constant de la température ; dans les cas graves et les moyens, cinq fois le thermomètre est descendu, neuf fois il a monté, dans les cas légers la température s'abaisse le plus souvent.

D'après les faits rapportés par M. Roux, d'après ceux que M. L. Martin a si nettement schématisés dans ses conférences faites à l'Institut Pasteur, d'après les cas qui ont été traités par M. le Dr Moizard à l'hôpital Trousseau, et quelques autres observateurs, l'effet du sérum se manifesterait par l'abaissement de la température plus ou moins accentuée, parfois avec ascension primitive (P. Le Gendre).

L'action du sérum ne peut se comparer à la crise dans les maladies. M. P. Hilbert remarque que les injections faites le matin n'abaissaient pas la température de midi, plus élevée que le matin, et pas plus en général celle du soir même. Le lendemain seulement apparaît la descente en lysis.

Mais les résultats ne sont pas absolument superposables et l'on doit distinguer des cas particuliers.

Dans un assez grand nombre de faits, la chute de la température, peut être pas immédiate il est vrai, se fait brusquement, et se dessine sur la courbe d'une façon caractéristique, comme a pu en montrer des exemple assez nombreux M. Moizard.

Ces courbes, en Himalaya, ont un aspect assez particulier pour être remarquées.

L'indice de la détente se marque sur la courbe par

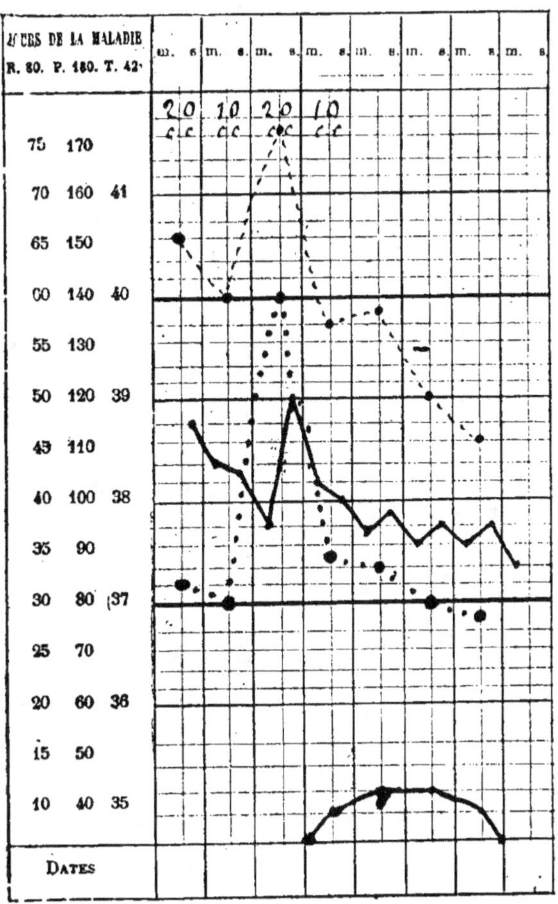

Fig. 11. — Courbes dans les cas graves (L. Martin).

l'existence d'une température plus basse le soir que le matin (fig. 11).

Pouls. — L'action mise sur le compte de l'antitoxine la plus remarquable serait, d'après M. L.

Martin et M. le Dr Moizard, la chute rapide du nombre
des pulsations.

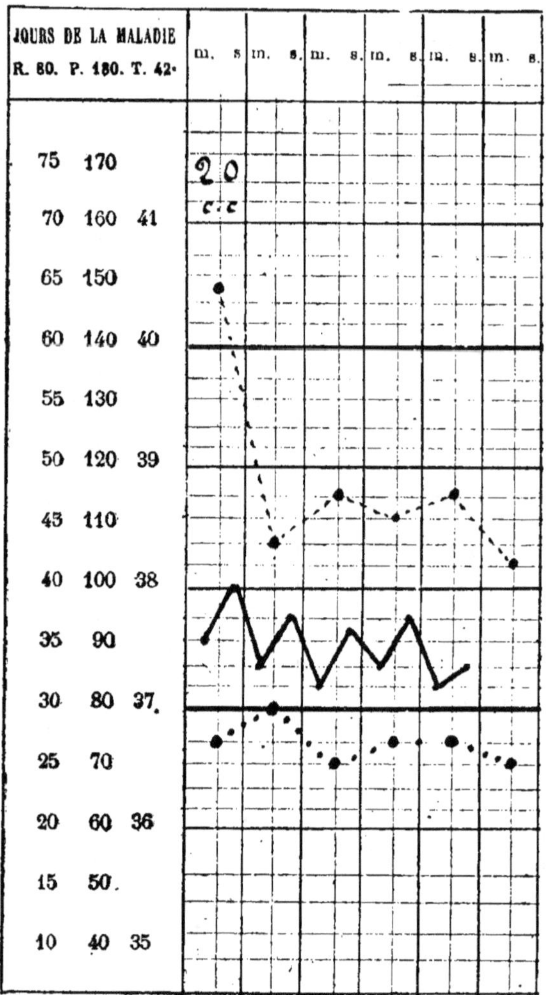

Fig. 12. — Courbes dans les cas légers (L. Martin).

Cette chute, ou bien se produit dès la première injection dans les cas légers (fig. 12), ou bien seulement

après les subséquentes (fig. 13), comme dans les diph-

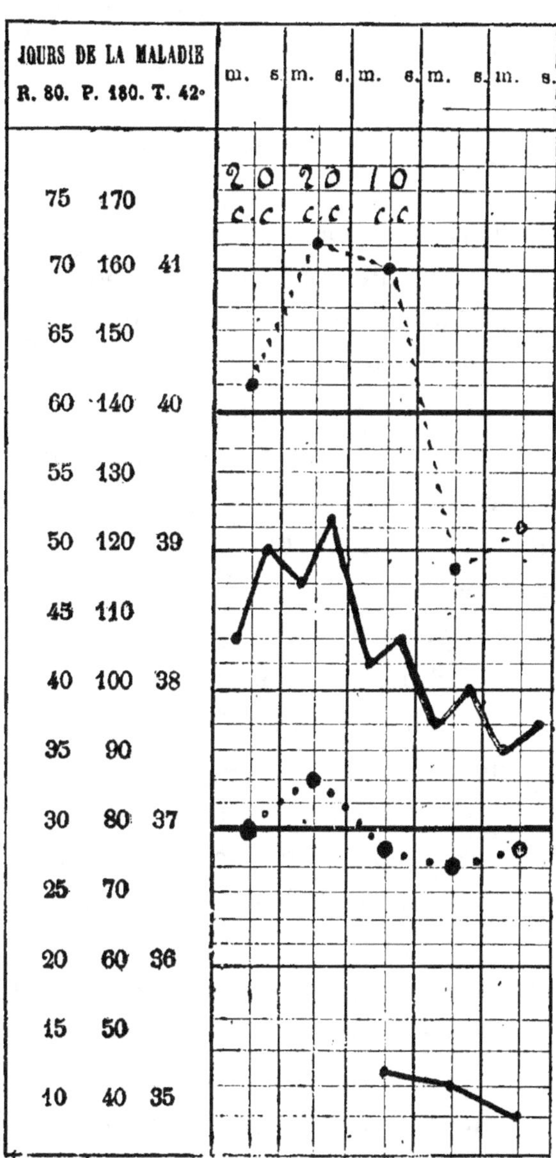

Fig. 13. — Courbe dans les cas moyens (L. Martin).

téries pures moyennes, les graves ou les diphtéries
associées.

Cette diminution des pulsations ne correspond pas à une dépression du pouls qui se remonte au contraire.

Toutefois, il y aurait peut-être certaine réserve à faire au sujet de cette action sur le cœur de l'antitoxine.

Dès que la dépression cardiaque se dessine, il est indiqué d'y remédier par les injections sous-cutanées de caféine et celles d'éther alternées et par tous les moyens qui agissent comme toniques cardiaques sur lesquels nous avons insisté ailleurs (1).

Respiration. — La courbe des respirations se modèle sur celle du pouls et sur celle de la température dont elle suit les fluctuations.

Albuminurie, néphrite. — Si l'on en croit les indications fournies par quelques médecins, il y aurait diminution de l'albuminurie existante. L'amélioration de l'état rénal suivrait parallèlement, avec quelques écarts cependant, la baisse de la température et le ralentissement du pouls (Roux, Baginsky, Moizard).

Lorsqu'on se rend compte de la difficulté opposée à l'examen des urines chez les enfants, on comprend qu'on ne puisse donner que des notions approximatives. A moins de leur appliquer l'appareil de M. Epstein (de Prague), on ne peut espérer chez les jeunes sujets recueillir les urines intégrales des vingt-quatre heures. Or, ce n'est que par un dosage quantitatif portant sur la totalité des urines nychthémérales qu'on peut obtenir

(1) Gillet, *Rythmes des bruits du cœur, physiologie, pathologie.* Paris, 1894.

des chiffres scientifiquement comparables. Tout autre pratique ne mène qu'à des à-peu-près ou à des erreurs.

L'examen d'un seul échantillon, si l'on y rencontre de l'albumine, n'a de valeur que pour cet échantillon même, à cause des variations infinies de quantités possibles d'un moment à l'autre de la journée. Une recherche négative ne permet nullement de conclure à l'absence d'albumine dans toute la journée.

La méthode de dosage jusqu'ici employée n'a pas rempli ces conditions de rigueur voulues ; elle ne peut donc que donner des renseignements tout à fait approximatifs.

Du reste, même sur le terrain clinique, au point de vue de l'albuminurie, il semble que l'on doive, à l'heure actuelle, faire encore quelques réserves.

Dans le service de M. le D^r Le Gendre (1), à l'hôpital Trousseau, une petite fille atteinte d'angine diphtérique vraie avec bacille de Löffler, à la période tardive d'une scarlatine soumise à la sérothérapie, n'en a pas moins présenté, dix jours après sa sortie, tous les symptômes d'une néphrite caractérisée, grave, quoique terminée favorablement. On n'a peut-être pas absolument le droit de mettre la néphrite au passif de la sérothérapie à cause de la scarlatine, maladies à complications rénales, s'il en fût.

Mais, de plus, les fortes doses de sérum produisent chez les animaux des phénomènes d'irritation du côté

____

(1) P. Le Gendre, *Société méd. des hôp. de Paris*, 14 décembre 1894.

des reins, comme l'a constaté M. le Dr Ritter chez le lapin. Il en serait de même chez l'enfant ; sur vingt-six cas de diphtérie traités par le sérum, il vit naître huit fois une néphrite, et cela après la fin de la maladie (1). L'action nocive sur les reins a aussi été reprochée à l'antitoxine par M. le Dr Hansemann (2).

Cette question de l'albuminurie se reproduit dans les recherches expérimentales. Chez un singe, qui avait reçu antérieurement deux injections de sérum diphtérique, MM. Enriquez et Hallon (3), outre des lésions ulcéreuses de l'estomac et de la sclérose médullaire, ont constaté de la sclérose rénale pure, sans altérations artérielles, et de l'hypertrophie musculaire du ventricule gauche. Ils se demandent si la lésion rénale doit être mise sur le compte de la faible quantité de sérum injectée ou sur celui de l'antitoxine développée consécutivement. M. Roux, qui a rencontré des faits analogues, accusait plutôt la toxine. La preuve n'en reste pas moins à faire.

A côté de l'albuminurie, on a constaté la phosphaturie (Moizard, P. Le Gendre), l'urobilinurie (P. Le Gendre), l'hématurie (Treymann).

Dans leurs recherches expérimentales, MM. Roger et Charrin (4) n'ont noté chez le lapin soumis aux in-

---

(1) RITTER, *Berliner klinische Wochenschrift,* n° 46, novemb. 1894.

(2) HANSEMANN, *Berlin. med. Gesellschaft,* 28 novembre 1894

(3) ENRIQUEZ ET HALLON, *Rein granuleux expérimental par toxine diphtérique. Bulletin médical,* 25 novembre 1894, n° 93 p. 1045.

(4) ROGER, *Société méd. des hôp. de Paris,* 14 décembre 1894

jections d'antitoxine, ni albuminurie, ni peptonurie, mais malgré l'absence d'hyperthermie, l'augmentation de l'urée, des phosphates surtout, la diminution des chlorures.

Fausses membranes. — Les faits publiés de différents côtés ne concordent pas d'une façon absolue, sans toutefois se contredirent. C'est une affaire de plus ou moins.

D'après M. Otto Katz (1), qui relate les résultats observées dans le service de M. le professeur A. Baginsky au Kaiser und Kaiserin Friedrich-Kinderkrankenhaus à Berlin, l'influence des injections de sérum (sérum d'Aronson à la dose de 3 à 5 centimètres cubes) ne se montre pas très manifeste sur les fausses membranes de la gorge. Toutefois il remarque que l'extension au larynx ne se produit pas, s'il n'existait pas déjà avant le début du traitement ; même remarque de la part de M. W. Körte.

A Paris, avec le sérum préparé à l'Institut Pasteur par M. Roux, l'action locale paraît meilleure. Les fausses membranes s'arrêtent dans leur développement dans les vingt-quatre heures qui suivent la première injection. Après trente-six ou quarante-huit heures, elles se détachent et disparaissent.

Le fait est confirmé par M. J. Bókai (de Budapest) qui a vu, à partir du second ou du troisième jour après l'injection, l'exsudat se détacher en sillon à la péri-

---

(1) KATZ, *Berliner klinische Wochenschfrit*, 1894, n° 29.

phérie, s'amincir, devenir mucoïde et disparaître.

Adénopathies — Peu d'action en général (Otto Katz, Heubner). Peut-être disparition de l'empâtement périadénique.

Jetage. — M. Bókai a vu l'écoulement sero-sanguinolent diminuer et se modifier au bout de vingt-quatre heures et l'odeur fétide cesser. Il peut cependant y avoir des exsudats pseudo-membraneux, sans jetage, pendant un temps assez long (Moizard).

Bronchopneumonie. — Sur cette complication le sérum ne peut rien (W. Körte, etc.). La lésion alvéolaire ressortit au streptocoque contre lequel nous ne pouvons agir que par la prophylaxie à l'aide de l'antiseptie pratiquée sur les voies respiratoires supérieures systématiquement dans toutes les maladies infectieuses.

Bronchite diphtérique. — Par contre, le sérum aurait une action évidente sur la bronchite diphtérique et favoriserait l'expulsion et le ramollissement de l'exsudat (Roux, Bókai).

Paralysie. — Malgré l'administration précoce du sérum, on n'est pas maître de faire rétrocéder la paralysie déjà déclarée (W. Körte, P. Le Gendre) et chez les enfants qui guérissent, le retour des mouvements ne se fait pas plus tôt qu'à l'ordinaire chez les enfants non injectés. Les faits ultérieurs pourront seuls indiquer dans quelle mesure l'antitoxine empêcherait la production de ces accidents.

On comprend que l'antitoxine soit impuissante en

face de lésions anatomiques, tout intimes qu'elles
soient, comme dans la syphilis l'iodure de potassium
en face les destructions irrémédiables, mais on peut
espérer, lorsqu'elle arrive assez tôt, qu'elle puisse
neutraliser la puissance nocive de la toxine.

Si l'antitoxine semble impuissante contre la paralysie, elle ne la favorise peut-être pas comme le vou-
drait M. Monti. Toutefois, dans un cas d'angine strepto-
coccique, il y eut de la paralysie, mais il est aussi juste
d'accuser le streptocoque que d'en charger l'antitoxine.

4° — Accidents.

1° *Accidents locaux.* — Bien rares se sont montrés
ces accidents.

Une fois, J. Bókai a eu de petites ecchymoses aux
points d'injection ; M. Moizard note un petit abcès cutané. Même accident chez trois malades dans le service de M. Descroizilles à l'hôpital des Enfants malades.

La douleur de la piqûre ne persiste pas en général.

En tous cas, les accidents locaux au niveau du point
où s'est faite l'injection n'offrent rien de spécial et ne
diffèrent pas de ce qu'on peut observer à la suite de
toute injection sous-cutanée.

2° *Accidents généraux.* — Ce sérum ne doit pas être
considéré comme une substance inerte, qui n'aurait
d'action que chez les diphtériques. L'antitoxine peut
provoquer, même chez les sujets sains ou réputés tels,
des phénomènes qui manifestent les modifications

qu'elle est capable de provoquer dans l'organisme. Comme ces accidents se sont produits aussi bien chez les sujets sains, injectés préventivement, que sur les sujets malades, on ne peut accuser que le sérum.

Il n'y a pas moyen de les rapporter à autre chose qu'au sérum, puisque de tels phénomènes ne sont pas habituels dans la diphtérie. Ils ne se sont du reste manifestés que chez les malades soumis aux injections de sérum.

Ils sont si peu le fait de la diphtérie et si bien celui du sérum, qu'on les a vus chez des enfants, absolument indemnes de diphtérie, qui n'avaient reçu une injection de sérum qu'à titre préventif.

Arthropathies. — Parmi les inconvénients qu'entraîne la sérothérapie, il en est un qui semble bien avéré et qu'on doit mettre à son passif : c'est l'apparition d'*arthropathies.*

La diphtérie par elle-même ne nous avait pas accoutumés à considérer les manifestations articulaires parmi ses symptômes, et guère plus parmi ses complications.

D'une rareté excessive, ces arthropathies de la diphtérie ont été signalées dès 1874 et depuis (Follin, Bœlke, Muller, Fritz, Wochen, Pauli, Henoch, Lapersonne, Bókai, Masson). La forme rhumatismale, arthralgique pure ou séreuse, la forme périarticulaire constitue l'exception. Le liquide articulaire reste stérile. A la forme suppurée, au contraire, avec présence de streptocoques appartient le plus grand nombre des faits, comme l'ont mis en lumière M. Lyonnet (1) et M. Bernardbeg (2).

Depuis qu'on a recours à la méthode nouvelle, on a vu se produire chez les sujets en observation des déterminations du côté des articulations, qui, pour légères qu'elles aient été, n'en constituent pas des complications.

Diverses sont les articulations atteintes, hauche, cou-de-pied, nuque, genoux, etc.

La poussée articulaire s'accompagne localement de rougeur, de chaleur, de gonflement, sans gros épanchement articulaire. La douleur varie d'intensité, l'ascension thermométrique reste modérée. Quelquefois l'allure clinique reproduit le rhumatisme articulaire aigu (Moizard).

Ces manifestations s'éteignent en peu de temps; mais elles pourraient parfois naitrent un certain temps après l'injection d'antitoxine.

A l'étranger, des faits semblables ont été rapportés (Middeldorpf).

Troubles cardiaques. — Les médecins, qui observent en ce moment des diphtériques soumis à la sérothérapie, sont tenus en éveil par l'apparition de troubles cardiaques auxquels ce traitement ne serait pas étranger (Baginsky).

On a noté l'apparition de souffles de nature diverse.

(1) Lyonnet, *Lyon médical*, 1891.
(2) Bernardbeg, *Thèse*, Paris, 1894.

On a surtout remarqué une tendance au ralentissement cardiaque. Chez une petite fille de dix ans, du service de M. P. Le Gendre, à l'hôpital Trousseau, on ne comptait que cinquante à cinquante-deux pulsations, avec roulement du premier bruit et, de temps en temps, dédoublement du second.

Il y a donc à se réserver ce côté et à ne pas négliger l'emploi des toniques cardiaques, à la moindre alerte.

Ces troubles cardiaques ont aussi été observé dans des conditions autres. Ainsi, M. le Dr R. Fischl (Prague) a rapporté (1) une observation dans laquelle il nota, quinze jours après une angine à streptocoque pure, de l'irrégularité et du ralentissement du pouls avec albumine légère. Le tout disparu en cinq semaines.

Éruptions. — Parmi les phénomènes observés (Wernicke, Kossel, Roux, Heubner, Bókai, Moizard) chez les sujets soumis à la sérothérapie, on ne peut pas laisser dans l'ombre les éruptions diverses qui naissent au cours du traitement.

Cliniquement on ne peut les rapprocher des éruptions signalées dans la diphtérie. Ces efflorescences cutanées comptent parmi les symptômes rares de la maladie; ils s'accompagnent de tout un cortège de signes d'un pronostimbre.

Tout autres se montrent les éruptions actuellement remarquées.

---

(1) Fischl, *Versammlung de Naturf. und Aerzte in Wien*, 1894

Comme types, on a souvent affaire à l'urticaire, ou à des éruptions urticariennes de variétés nombreuses, parfois à des érythèmes polymorphes ; on voit aussi des éruptions qui affectent l'aspect scarlatiniforme ou rubéoliforme ou maculeux. Bokai a signalé, dans un cas, un érythème érysipélatiforme. La poussée du côté de la peau se fait plus ordinairement sans accompagnement de fièvre (Moizard, Scholtz), sans changement ni dans l'état général, ni dans le local. Il y a des exceptions ; M. Lublinsky (1), dans un cas d'exanthème morbiliforme à petites taches du type de l'érythème polymorphe, a noté 40°,3, M. Cyrim des adénopathies.

Entre le début de l'éruption et le moment de l'injection se passe un temps variable, qui permet de distinguer des éruptions précoces et des éruptions tardives.

Dans le cas de M. Lublinsky, il se passa neuf jours entre l'injection et l'éruption. Mais à chacun des deux groupes n'appartient pas une modalité éruptive spéciale.

La durée varie ; l'érythème peut être fugace ou tenace. Il a parfois duré plusieurs jours, neuf par exemple (Lublinsky). Aucune portée pronostique ne s'attache à ces manifestations cutanées.

Dans une observation due à M. J. Asch (Berlin) (2),

---

(1) Lublinsky, *Nachwirkungen des Diphterieheilserums* (*Deutsche med. Wochenschrift,* 1894, n° 46).

(2) Asch, *Berliner klinische Wochenschrift*, n° 51, 17 décembre 1894, p. 1152.

un enfant atteint de diphtérie légère présenta d'abord de l'urticaire puis, après une semaine de convalescence apparente, une poussée d'érythème polymorphe généralisé, accompagné de phénomènes graves. Il y eut guérison, mais le rétablissement fut lent.

On le voit apparaître chez des enfants non diphtériques, inoculés préventivement avec le sérum.

Chez un petit malade qui présenta de l'érythème scarlatiniforme, M. Moizard a relevé une température de 40° L'odyssée de ce jeune sujet mérite même une mention. Son érythème, accompagnée d'une poussée fébrile subite fut cause de son transfert du pavillon de la diphtérie à celui de la scarlatine, où on l'isola ; mais dès le lendemain, chute de la température et nouveau passage au pavillon de la diphtérie.

Ces érythèmes scarlatiniformes, si semblables à l'exanthème de la fièvre pourprée, ne desquament pas.

Sur les 231 cas observés par M. le Dr Moizard, il y eut 33 érythèmes ainsi répartis :

Érythèmes polymorphes. .	9 dont 6 combinées avec l'urticaire.
Ortiés	14
Purpuriques	1
Scarlatiniformes.	9

Souvent il y a coïncidence de l'urticaire avec les douleurs articulaires, comme l'a vu M. le Dr Scholz(1), chez des malades et en particulier chez un médecin et sa femme, inoculés préventivement.

____

(1) SCHOLZ, *Deutsche med. Wochenschrift*, 1894, n° 45.

La cause des éruptions diverses que l'on observe au cours du traitement, semble bien devoir être rapportée au sérum lui-même et peut-être au sérum de tel animal, de tel cheval plutôt qu'à celui de tel autre. D'après les faits qu'à observés M. Moizard en particulier, on voit les éruptions arriver par série; dans le milieu du mois de novembre, par exemple, on en voyait plus au pavillon Bretonneau à l'hôpital Trousseau, après les cas survenus au début, puis des éruptions à type d'urticaire et d'érythème polymorphe réapparaissent vers la dernière semaine du mois. Cette influence de l'animal paraît aussi évidente à M. P. Le Gendre.

On a pensé que le sérum de brebis, de chèvre ou de chien amènerait plus fréquemment l'érythème, mais on en a de même avec celui de cheval.

Rien autre chose que le sérum ne semble pouvoir causer ces efflorescences; elles ne correspondent ni à l'apparition ou l'augmentation subite de l'albuminurie, ni a des troubles digestifs.

Leur fréquence varie aussi. M. J. Bókai a vu sur trente cinq malades injectés, dans deux cas un érythème maculeux, dont un ortié, dans un troisième cas, un érythème érysipélateux.

Hémorragies, purpura. — On ne trouve que quelques renseignements à ce sujet. Dans un cas, M. le Dr Mendel (1) a observé, huit jours après, l'injec-

____

(1) F. MENDEL, *Haushæmorrhagien nach Behring's Heilserum.*

tion en deux fois de 1.600 unités antitoxiques contenus dans 20 centimètres cubes de sérum équin, cinq jours après la disparition du processus diphtérique dans la gorge et le larynx, une éruption purpurique généralisée.

L'enfant, un jeune garçon de quatre ans et demi, était atteint de diphtérie, avec bacille de Löffler ; son état était aussi bon que possible après la seconde injection, lorsqu'apparût tout à coup du purpura généralisé, à la face, au tronc, et plus marqué aux membres inférieurs, principalement à la jambe gauche.

Au-dessous de l'épaule gauche, au niveau de l'injection, large suffusion sanguine presque de la dimension de la paume de la main ; même lésion ecchymotique au cou-de-pied gauche, un peu œdémateux et légèrement douloureux. L'éruption se compose de taches purpuriques groupés en cercles, type iris et nummullaire. Mauvais état général, quelques douleurs dans la continuité des jambes. Température basse, 36°,8. Malgré tout, guérison.

Pas plus que les autres éruptions, ce purpura n'appartient aux érythèmes infectieux de la diphtérie.

M. Moizard a relevé aussi un cas de purpura, le malade a guéri.

Épistaxis. — Chez un autre enfant, atteint de diphtérie très légère, M. Mendel (1) a vu quarante-huit

(*Berliner klinische Wochenschrift*, 26 novembre, 1894, n° 48, p. 1088).
(1) Mendel, *Id.*, p. 1889.

heures après l'injection, une épistaxis profuse qui affaiblit considérablement le sujet.

Accidents pseudo-méningitiques. — M. Descroizilles (1) a vu, en consultation chez un enfant des environs de Paris, atteint d'arthropatie un mois et demi après le traitement, survenir des phénomènes pseudo-méningitiques; mais, malgré tout, la guérison se produisit.

D'autres faits semblables ont été signalés; l'enfant d'un médecin en a offert aussi un exemple.

Dans ce cas, les symptômes consistent dans de l'agitation, du délire parfois intense, une élévation thermique considérable.

La durée relativement courte de ces accidents empêchent de les confondre avec la méningite vraie.

Troubles digestifs. — Chez certains enfants l'injection de sérum a paru provoquer des vomissements et de la diarrhée (P. Le Gendre).

Intolérance des toxiques — Depuis qu'on applique. au traitement de la diphtérie la méthode des injections sous-cutanées de sérum antitoxique, on a remarqué (2) une augmentation considérable de l'*intolérance à l'égard des toxiques chimiques et en particulier des antiseptiques.*

Dans le service de M. le Dr Moizard, à l'hôpital Trousseau, un enfant a présenté des urines noires à

____

(1) DESCROIZILLES, *Société médico-chirurgicale*, 26 novembre 1894.
(2) *Revue mensuelle des maladies de l'enfance*, novembre 1894, p. 501 et 642.

la suite de l'intubation pratiquée à l'aide d'un tube désinfecté par l'immersion dans une solution phéniquée à 5 0/0.·

Il y a eu même des accidents toxiques et mortels chez trois sujets traités par les badigeonnages avec la glycérine sublimée, soumis en même temps à la méthode de Behring-Roux à l'hôpital des Enfants malades.

Il semble donc qu'aujourd'hui il y ait avantage à faire l'asepsie pure ou l'antisepsie avec des substances non toxiques.

Exultation de la tuberculose. — L'antitoxine donnerait peut-être un coup de fouet à l'infection tuberculeuse, d'après quelques expériences de Roux.

Chez l'homme, peu de renseignement. M. Moizard a observé un jeune caxalgique, mais il n'a pu le suivre.

En tout cas, la tuberculose, même latente, paraît amoindrir considérablement les chances de guérison, d'après M. Variot (1).

VIII.—Valeur pratique de la méthode et statistiques.

C'est de l'épreuve au lit du malade, véritable pierre de touche en l'espèce, que doit ressortir la valeur pratique de la méthode nouvelle.

Pour en établir le bilan, nous devons interroger et

(1) Variot. *Journal de clinique et de thérapeutique infantiles,*
17 janvier 1895.

classer les faits publiés jusqu'ici ; c'est de leur confrontation que doit naître notre conviction.

La diphtérie, comme la plupart des infections, évolue avec une telle variabilité d'une épidémie à l'autre ; elle nous a habitué à de telles outrances et à de telles atténuances, qu'avant de nous prononcer sur l'efficacité de telle ou telle méthode, la prudence nous dicte d'exiger l'épreuve du temps et l'accumulation d'un assez grand nombre d'observations faites à des époques et dans des pays divers.

Ce sont ces matériaux que nous allons rassembler et discuter sous les yeux du lecteur, dans une consciencieuse compilation.

Depuis les travaux de M. H. Barbier (1), nous savons la valeur des associations microbiennes dans les angines pseudo-membraneuses. Il n'est plus permis de les confondre sous la rubrique général de diphtériques, sans leur ajouter un qualificatif. C'est l'avis de ceux qui se sont donné la peine de cultiver les cas d'angines pseudo-membraneuses qui leur sont passés par les mains.

Statistique. — La lecture des statistiques fournies de différents côtés peut nous aider à nous rendre compte du terrain gagné dans la lutte contre la diphtérie.

Les résultats publiés par M. Roux peuvent se résumer ainsi :

(1) BARBIER, *Archives de médecine expérimentale*, 1891.

GILLET. — Diphtérie.   4.

ANGINES

	Cas.	Morts.	Mortalité
Angines diphériques pure.	120	9	7,5 0/0.
Déduction de 7 enfants ayant séjourné moins de 24 heures à l'hôpital .	113	2	1,7 0/0
Angines avec associations	49	12	24,2 0/0
Déduction de 4 enfants ayant séjourné moins de 24 heures à l'hôpital .	45	8	17,7 0/0
Associations avec petit coccus Brisou	9	»	»
Associations avec les staphylocoques	5	»	»
Associations avec les streptocoques.	35	12	34,2 0/0
Déduction faite de 4 enfants ayant séjourné moins de 24 heures à l'hôpital.	31	8	25,8 0/0

Sur cent vingt et un croups opérés, cinquante-six décès, soit mortalité totale de 46 0/0.

Déduction faite de quatorze enfants morts moins de vingt-quatre heures après leur entrée, restent cent sept opérés, dont quarante-deux morts ; mortalité, 39,2 0/0.

CROUPS

	Cas.	Morts.	Mortalité.
Croups diphtériques purs	49	15	30,9 0/0
Déduction faite de 4 enfants morts moins de 24 heures après entrée à l'hôpital, reste	45	11	24,4 0/0
Croups diphtéritiques avec petit coccus Brisou	9	1	11,0 0/0
Croups diphtéritiques avec staphylocoque.	11	7	63,0 0/0
Déduction faite de 3 enfants morts après entrée, reste	8	4	50,0 0/0
Croups diphtéritiques avec streptocoque	52	33	63,0 0/0
Déduction de 7 enfants morts moins de 24 heures après entrée, reste . .	47	26	57,7 0/0

Sur les quatre cent quarante-huit enfants traités, M. Roux n'a qu'une mortalité de 24.3 0/0.

La statistique de M. W. Körte [de Berlin] (1), établie avec tout le soin désirable, montre les chiffres suivants, en partie publiés antérieurement par M. Voswin‑ckel (2).

En tout :

Cas.	Morts.	Guéris.
121	40	81

Soit 33,1 0/0. Soit 66,9 0/0.

Comme comparaison, on peut mettre en regard les résultats avant l'introduction de la sérothérapie :

De juin 1890 au 31 décembre 1893 :

	Morts.	Guéris.
1160 diphtériques traités	45,1 0/0.	54,9 0/0
par d'autres méthodes.		

C'est 12 0/0 en moins que ci-dessus.

Les cas non soumis aux injections pendant la même épidémie ont donné :

	Morts.	Guéris.
106 cas non injectés	57	49

Soit 53,8 0/0. Soit 46,2 0/0

En résumé, les cas non injectés donnent moitié de morts, les cas injectés seulement le tiers.

De sa statistique, M. W. Körte a éliminé trente-trois sujets : dix enfants arrivés mourant à l'hôpital, cinq

---

(1) Körte, *Bericht über die Behandlung von 121 Diphterie-kranken mit Berings'chen Heilserum im städtischen Kranken-hause am Urban* (*Berliner klinische Wochenschrift*, n° 46, 12 novembre 1894, p. 1039).

(2) Voswinckel, *Deutsche med. Wochenschrift*, 1894, n° 22 p. 479.

trop légèrement atteints pour être injectés qui guérissent tous, dix avec angine seule, tous guéris, un adulte guéri, sept angines scarlatineuses, deux guéris, deux morts, trois non revus.

Si l'on réunit tous les cas, sauf les trois non revus, on a :

Cas.	Morts.	Guéris.
151	52	99
	Soit 35 0/0	Soit 65 0/0

soit 18,8 0/0 en plus de guérison que pendant les années où l'on n'appliquait pas la sérothérapie.

M. W. Körte, qui se montre très réservé dans ces conclusions, fait en plus le détail de sa statistique et divise ces observations en trois catégories :

Cas graves (avec phénomènes généraux défavorables, à pronostic mauvais) :

Cas.	Morts.	Guéris.
43	58,2 0/0	41,8 0/0

Cas moyens (symptômes locaux accentués, phénomènes généraux peu graves, à pronostic douteux)

Cas.	Morts.	Guéris.
47	29,8 0/0	70,2 0/0

Cas légers

Cas.	Morts.	Guéris.
31	3,3 0/0	96,7 0/0

Plus les enfants sont jeunes, moins favorables sont les résultats.

Enfants de moins de deux ans :

Cas.	Morts.	Guéris.
15	7	8

Chez les trachéotomisés, M. W. Körte a obtenu :

Cas.	Morts.	Guéris.
42	22	20
	Soit 52,4 0/0.	Soit 47,6 0/0

Les années précédentes, le même médecin n'avait qu'une moyenne de 22,5 0/0 de guérisons, 77,5 0/0 de morts.

Il paraît donc y avoir un avantage de 25 0/0 en faveur des trachéotomisés injectés.

Cette action favorable se manifeste dans une telle proportion chez les enfants âgés de moins de deux ans qu'on ne peut guère invoquer la coïncidence.

Enfants de moins de deux ans trachéotomisés et non injectés (juin 1890, 31 mars 1893) :

Cas.	Morts.	Guéris.
108	98	10

Soit 9,2 0/0

Enfants de moins de deux ans trachéotomisés et injectés :

Cas.	Morts.	Guéris.
8	5	3

Soit 37,5 0/0

L'importance du traitement appliqué d'une façon précoce ressort des constatations de M. W. Körte.

		Morts.	Guéris.
Cas graves 43 {	14 injectés dans les 3 premiers jours .	3	11
	29 — à partir du quatrième jour .	22	7
Cas moyens 47 {	23 injectés dans les 2 premiers jours .	5	18
	22 — à partir du quatrième jour .	8	14
	2 morts rapidement ap. trachéotomie.	2	
Cas légers : 31. —	1 mort, enfant de 1 an 3/4 injecté le quatrième jour (angine à streptocoque) .	1	30

Sur trente autopsies, M. W. Körte note :

Septicémie.	10	Lésions rénales	4
Lésions pulmonaires. .	5	Tuberculose miliaire. .	1
Lésions cardiaques .	19	Collapsus postopératoire	1

Comme complications :

Septicémie	2	Otite moyenne suppurée.	9
Paralysie cardiaque	11	Paralysie	17
Bronchopneumonie	12	Adénite suppurée	7
Néphrite	23	Urticaire	9

A la séance de l'Association royale de Budapest (27 octobre 1894), M. le professeur Johann Bókai a donné le résultat du traitement et des enfants entrés à l'hôpital Sainte-Stéphanie.

	Cas.	Morts.	Guéris.	Pourcentage de guérisons.
Non opérés	22	4	18	82 0/0
Opérés	13	1	12	92 0/0
Total des cas de diphtérie.	35	5	30	
		14, 1/3 °/₀	85, 1/2 °/₀	

Comparée à la statistique antérieure :

Années.	Cas.	Morts.	Guéris.	Pourcentage de guérisons.
1891	74	42	32	43,2 0/0
1892	56	24	32	54,1 0/0
1893	60	37	23	38,3 0/0

Au point de vue de l'âge, vingt sur trente-cinq avaient moins de quatre ans.

1 an	1	4 ans 1/2	2
1 an 1/2	3	5 ans	6
2 ans	3	5 ans 1/2	1
2 ans 1/2	3	7 ans	1
3 ans	6	7 ans 1/2	1
3 ans 1/2	4	12 ans	1
4 ans	3		

Au point de vue de la localisation :

Diphtérie pure de la gorge	9 cas.
— — et nez.	7 —
— — et laryngite.	4 —
— avec stenose	15 —

soit 37 0/0 de cas légers et 63 0/0 de graves.

Sur les trente-cinq cas

> 3 cas septiques ;
> 2 cas septiformes ;
> 13 intubations (12 guérisons).

L'intubation n'avait, dans les meilleures séries, jamais donné plus de 70 0/0 de succès. Avec la sérothérapie, elle fournit 92,2 0/0.

La durée de l'intubation, au lieu d'être en moyenne quatre-vingts heures et demie, s'est abaissée à soixante-cinq.

Dans la même ville, au Saint-Rochusspital, M. le Dr Sigismund Gerlöczy (1) a traité quatorze cas, ainsi répartis.

	Cas.	Guérisons.
Diphtérie pharyngienne pure. . .	7	7
Diphtérie avec croup laryngien . .	5	1
Croup d'emblée.	2	1
	14	9

Les sept cas de diphtérie pharyngée étaient légers ; les graves, avec croup, donnent cinq morts sur sept. L'auteur conclut à la réserve.

A Munich, MM. H. von Ranke et Oertel eurent un début peu encourageant :

	Cas.	Morts.	Guéri.
Décembre 1893. . .	8	7	1 (intubation et trachéotomie.)

(1) GERLÖCZY, *Königl, Verein der Aerzte in Budapest,* 3 novembre 1894.

Actuellement, avec le sérum d'Aronson, il y a plus de succès.

	Cas.	Morts.	Guéris.
Commenc^t octobre 1894.	9	3	6
et fin octobre 1894 .	10	1	9

En mai-septembre 1894, soixante-quatre cas non traités par le sérum ont fourni quarante-trois morts soit 67,1 0/0.

D'un autre côté, M. von Seitz a eu huit succès.

En Angleterre, M. Athel Saw (1) publie six cas, avec trachéotomie, dont un enfant de (onze mois) mort.

Jusque-là, dans ce même établissement de Saint-Mary's Hospital de Londres, les guérisons n'avaient jamais dépassé 30 0/0. Depuis douze ans, on n'avait pas sauvé un trachéotomisé au-dessous de deux ans; dans les six cas ci-dessus se trouve un enfant de un an et demi.

Les autres statistiques publiées montrent des chiffres intéressants.

M. Kossel (2) donne la statistique des malades traités à l'Institut für Infectionskrankeiten, et dans les hôpitaux de Berlin :

Cas.	Morts.	Guéris.
233	23 0/0.	77 0/0

De même M. Ehrlich (3) a (sérum fort de Behring, n° 3) :

Cas.	Morts.
89	13,5 0/0
défalcation des arrivés moribonds :	4 0/0

(1) ATHEL SAW, *The Lancet*, 13 octobre 1894.

(2) KOSSEL, *Zeitschrift für Hygiene u. Infectionskrankeiten* Bd. XVII, 1894.

(3) EHRLICH. 66° *Versammlung der Gesellsch. d. Naturforsch. u. Aerzte in Wien.*

Et M. Aronson (1) (sérum Schering) :

Cas.	Morts.	Guéris.
255	31	226

Soit 12,1 0/0.

A la Policlinique de Kœnigsberg, M. Hilbert a obtenu sur :

Cas.	Mort.	Guéris.
11	0	11

(Guérison en 3 à 8 jours ; 2 paralysies légères du voile du palais.)

Il donne comme comparaison la statistique des six dernières années, avant le sérum :

Cas.	Morts.	Guéris.
229	43	146

Soit 22,75 0/0   soit 77,25 0/0
non revus :   76

Les autres enfants traités sans sérum, depuis avril (traitement : eau de chaux, perchlorure de fer, cyanure de mercure), avaient fourni pour

Cas.	Morts.	Guéris.
21	16	5

Soit 76 0/0   Soit 23,8 0/0

Dans le rapport général présenté par M. Moizard et Perregaux, on voit que deux cent trente et un enfants soignés pour diphtérie pure ou associée n'ont donné que trente-quatre décès, soit une proportion de 14,71 0/0 (2).

Sur ces deux cent trente et un, les trachéotomisés ont donné 40 0/0 de décès, les intubés un chiffre analogue 38,8 0/0.

(1) ARONSON, *Congrès de Budapest.*
(2) MOIZARD et PERREGAUD, *Société médicale des hôpitaux de Paris,* 6 décembre 1894, et *Gazette des hôpitaux,* 7 décembre 1894.

Un assez grand nombre d'enfant avaient une diphtérie grave.

La statistique de M. P. Le Gendre et celle de M. Lebreton (1) complètent la série des résultats publics à Paris.

P. Le Gendre :

	Cas.	Morts.
à l'hôpital. . .	16	2
en ville. . . .	2	0
	18	2 soit 11,1 0/0

Lebreton :

	242	28 soit 11,57 0/0
Sur les tachéotomisés :	23	8 soit 34,78 0/0
Sur les tubés :	48	14 soit 29,16 0/0

Le tubage donne même à l'auteur encore plus de succès dans ces derniers temps :

Cas.	Morts.
33	8 soit 24,24 0/0

Si l'on réunit en un tableau les faits qui peuvent compter, en dehors des observations isolées, on a un tableau d'ensemble, d'où il résulte l'impression générale que le traitement par le sérum a abaissé très notablement la mortalité totale de la diphtérie, celle des opérés aussi bien que celle des non opérés.

	Cas.	Guérisons.	Morts.	Pourcentage·
Kossel	233	»	»	23
Kört	121	81	40	33,1
Bókai. ·	35	30	5	14,18
Gerlöczy.	14	9	5	»
von Ranke et Oertel.	8	1	7	»
id. .	19	15	4	»

(1) *Société médicale des hôpitaux*, 14 décembre 1894.

	Cas.	Guérisons.	Morts.	Pourcentage.
von Seitz	8	8	»	»
Ehrlich	89	»	»	13,5
Aronson.	255	226	31	12,1
Athel Saw	6	5	1	»
Roux	448	»	»	21,3
Katz.	128	»	»	13,2
Weigler	63	»	»	28
Charon (Bruxelles). .	13	»	4	»
Rumpf (1)	26	»	»	8
P. Hilbert	11	11	»	0
Moizard	231	197	34	14,70
P. Le Gendre . . .	18	16	2	12,1
Dancieno (2) . . .	1	1	»	»
Olivier Calley (3) .	2	1	1	»
Tripet (4)	1	1	1	»
Feer (Bâle) (5) . .	4	4	»	»
Lebreton.	242	214	28	11,57
Blache (6)	3	3	0	»
Campbell Wite (7) .	20	15	5	»
Simpson (8). . . .	3	1	2	»
Lers, Cristie, Philipps	3	3	0	»
Polienctoff, Filatow (9)	10	9	1	»
Debize (10)	9	9	0	»
Börger (11)	30	28	2	7
Schubert (12) . . .	34	»	»	18
Canon (13)	15	»	»	20

(1) Rumpf, *Münchner med. Wochenschrift*, 1894, n° 47, p. 938.

(2) Oliver Calley Maurice, *Deux cas de diphtérie traités par l'antitoxine* (*The Lancet*, 27 octobre 1894).

(3) Damieno, *Un caso di difterite naso-faringeo guarito colsiero di Behring* (clinique de F. Massei), *Reforma medica*, 30 oct. 1894.

(4) Tripet, *Société médico-chirurgicale*, novembre 1894.

(5) *Journal des praticiens*, 1er décembre 1894.

(6) Blache, *Bulletin mensuel de l'œuvre des enfants tuberculeux*, 15 décembre 1894, p. 18.

(7) Campbell Wite, *Medical Record*, 17 novembre 1894.

(8) Simpson, *Butrh med. Journal*, 10 novembre 1894.

(9) *Société pédiatrique de Moscou*, 20 novembre.

(10) Debize, *Journal de clinique et de thérapeutique infantiles*, 20 décembre 1894, n° 60, p. 1059.

(11) Börger, *Société médicale de Greifswald*, 9 novembre.

(12) Schubert, *Deutsche med. Wochenschrift*, 1894, n° 22, p. 476.

(13) Canon, *Deutsche med. Wochenschrift*, 1894, n° 23, p. 500.

	Cas.	Guérisons.	Morts.	Pourcentage.
Kuntzen (1). . . .	25	»	»	12
Strahlmann (2) . .	100	100	0	0
Demuth (3). . . .	3	3	»	»
Seitz (4)	28	29	1	»
Mosler (5)	30	28	2	»
Hager (6)	24	23	1	»
Rabot (7)	47	»	»	34
Gevaert (8). . . .	2	2	»	»
G. Mya (9)	16	14	2	»
Massei (10). . . .	4	4	0	»
Villa (11).	8	»	»	»
Menzalova (12). . .	1	1	0	»
Muschleck (13) . . .	2	2	0	»
G.Sims Woodhead(14)	70	»	»	10
—	79	»	»	11,4
Hahn [Cas graves éli-				
minés] (15). . . .	205		49	24
D. Galatti (16). . .	3	0	3	»

(1) Kuntzen, *Deutsche med. Wochenschrift*, n° 49, p. 918.

(2) Strahlmann, *Allgemeine med. Central Zeitung*, 1894, n° 89.

(3) Demuth, *Allgemeine med. Central Zeitung*, 1894, n° 98, p. 1167.

(4) Seitz (Constance), *Therapeutische Monatshefte*, 1864, p. 605.

(5) Mosler, *Müncher med. Wochenschrift*, 1894, n° 48, p. 956.

(6) Hager, *Central Blatt f. innere Medicin*, 1894, n° 48. p. 1128.

(7) Rabot, *Lyon médical*, 16 décembre 1894.

(8) Gevaert, *Flandre médical*, 1894, n° 15.

(9) G. Mya, La sieroterapia ante-lifterica nell' Istituto pediatrico di Firenze, *Sperimentale*, 1er décembre 1894, p. 667.

(10) Massei, Qualche caso di crup edi difterde curato col siero di Behring, *Riforma medica*, 1894, p. 596.

(11) Villa (Gênes), Cura della difteria col siero antidifterico (*Ibid.*, 1894, p. 680).

(12) Menzalova, *Ibid.*, 1894, p. 659.

(13) Muschleck, *Philadelphia med. Journal*, 9 novembre 1894.

(14) G. Sims Woodhead, The diagnostic and antitoxic serum treatment of diphtheria, *The Lancet*, 15 décembre 1894, p. 1410.

(15) Société de médecine de Berlin, 19 décembre 1894.

(16) D. Galatti, *Medicinische Post*, décembre 1894 et *Verein der Aerzte des westlichen Bezirke Wiens*, 22 novembre 1894.

	Cas.	Guérisons.	Morts.	Pourcentage.
Dessaux [de Totes] (1).	7	7	0	»
Cauchois (2)	1	1	0	»
Heim (3)	27	20	6	22,2
	21	15	6	28,5
Monti (4)	25	24	1	»
Unterholzner (5). . .	36	»	»	25,80
Virchow et Baginsky (6)	303	263	40	13 2
Washbourn (7) . . .	72	58	14	19,44
Herringham (8) . . .	18	14	4	»
Lennox Brown (9) . .	5	3	2	»
Moeller (10)	64	37	27	»
Widerhofer (11) . . .	99	75	24	24,3
Gnändinger (12). . .	27	16	11	40,7
Sigel	12	»	12	»
Sonnenburg (13). . .	107	85	22	20,5

(1) Dessaux (de Totes), *Une petite épidémie de diphtérie à Saint-Vaast-du-Val* (*Normandie médicale*, 1er janvier 1895).

(2) Cauchois, *Idem.*

(3) Heim, *K.k. Gesellschafft der Aerzte in Wien*, 11 janvier 1895.

(4) Monti, *Idem.*

(5) Unterholzner, *Idem.*

(6) Virchow et Baginsky, *Berliner med. Gesellschaft,* 5 décembre et *Berl. Wochenschrift*, 31 décembre 1894.

(7, 8, 9) *Société clinique de Londres*, 14 décembre 1894.

(10) Moeller, *Centralblat für innere Medicin*, 1er décembre 1894.

(11) Widerhofer, *K.k. Gesellschaft der Aerzte in Wien*, 21 décembre 1894.

(12) Gnandinger, *Idem.*

(13) Sonnenburg, *Deutsche medizinische Wochenschrift*, 1894, n° 50.

VIII. — Prophylaxie par le sérum.

Puisque le sérum antitoxique, d'après les expériences de laboratoire, possède un pouvoir préventif, la logique veut qu'on cherche, par ce moyen, à préserver les enfants restés en contact avec le diphtérique.

1° — Doses prophylactiques.

On n'a pu guère arriver à les fixer, et encore d'une façon relative, qu'après des tâtonnements.

Au début, M. Behring pensait que la dose prophylactique de sérum n'excédait pas le dixième de la dose curatrice.

Ainsi, la vaccination antidiphtérique aurait pu s'effectuer avec 5 centimètres cubes pour les enfants de moins de dix ans, 10 centimètres cubes au-dessus, pour le sérum préparé par M. Roux.

Pour ces quantités minimes, qui se réduisent à 1/2 à 1 centimètre cube lorsqu'on emploie le sérum fort, comme en Allemagne le n° III de la fabrique Höchst, on peut se servir pour l'injection d'une seringue de Pravaz avec aiguille d'or (P. Hilbert).

Kossel (1) fait l'injection préventive avec le quart du sérum n° 1 de Behring, soit 2cc,5 ou 150 unités antitoxiques.

(1) Kossel, *Deutsche med. Wochenschrift*, 1894, n° 43.

M. Behring (1) a consacré récemment un travail à l'étude de la prophylaxie de la diphtérie au moyen de son sérum. Il y recherche la dose la plus convenable, à donner le maximum de sécurité. Économie pécuniaire à part, il y a intérêt à forcer les doses. Par exemple, avec 60 unités on pourrait préserver un enfant de 20 kilogrammes pendant environ six semaines ; avec 150 unités l'immunité serait prolongée pendant une période plus longue, c'est-à-dire pendant tout le temps en plus que mettra l'élimination de l'antitoxine à la ramener dans le sang de 150 à 60 unités.

Cette élimination se fait, en effet, activement ; on l'a constaté dans le lait, elle semble, par analogie avec l'antitoxine tétanique, s'effectuer aussi par l'urine.

Mais plus il y a d'antitoxine injectée, plus il s'en élimine, de sorte que la durée de protection n'augmente pas en raison directe de l'augmentation de la dose. Ainsi avec 150 unités au lieu de 60, on ne prolonge l'immunité que d'environ six semaines à dix semaines tout au plus.

A moins de raison spéciale, lorsqu'on pense la maladie déjà en incubation par exemple, on peut donc s'en tenir ordinairement à 60 unités.

D'un autre côté, il y a avantage à répéter les injections qui entretiennent l'organisme sous l'influence du médicament, comme le démontrent les résultats

(1) BEHRING, *Deutsche med. Wochenschrift*, 15 novembre 1894, n° 46 p. 865.

expérimentaux. On peut donc renouveler l'injection au bout de six semaines environ.

Primitivement, la durée de l'immunisation n'avait été guère estimée qu'à une quinzaine de jour (von Seitz, Kossel). Un enfant injecté a présenté de la diphtérie au bout de trois semaines (Aronzon), deux autres ont fait une récidive après un mois (Moizard, Legendre).

2° — Résultats.

Il est toujours difficile, en pareille occurence, de tabler absolument sur la statistique, car l'on peut objecter que les enfants écartés l'ont été assez tôt pour ne pas avoir déjà pris la diphtérie; on manque de plus de terme de comparaison.

Toutefois quelques chiffres ne sont pas indifférents. Dans sa communication au Congrès international d'hygiène de Budapest, M. Aronson (Berlin) nous dit avoir pratiqué dans un but prophylactique une injection de 1 centimètre cube de son sérum (le double de la dose ordinaire), à cent trente enfants, parents de diphtériques. Il n'a eu sur ce nombre que deux cas de diphtérie et de diphtérie légère.

Dans le service de M. Baginsky à Berlin, sur soixante-douze enfants injectés préventivement, huit seulement eurent la diphtérie, sous forme d'atteinte bénigne (1).

(1) OTTO KATZ, *Berliner klinische Wochenschrift*, 1894, n° 29.

La possibilité de conférer l'immunité aux personnes
saines semblerait effective d'après les faits rapportés
par M. Wassermann dans sa communication au même
Congrès (*die Immunität Gesunder gegenüber Diphtherie*). Il pense même que nous sommes en possession d'un moyen d'éprouver la réceptivité de chaque
individu envers la diphtérie; certains individus
auraient un sérum qui naturellement les immuniserait.

Sur quatorze enfants injectés préventivement, M. Beumer (1) n'a pas eu de malades; sur cinquante-trois,
M. Schüler (2) n'en a vu qu'un devenir diphérique et
il a guéri; sur trente-cinq, M. Hager (3) a compté
trois malades, avec terminaison favorable.

Un fait intéressant a été rapporté par M. R.
Blache (4) : le frère aîné d'un enfant atteint de diphtérie soignée par la sérothérapie, éloigné immédiatement de son cadet et soumis à l'injection préventive
de sérum, ne présenta pas « la moindre apparence
d'une maladie de gorge ». Toutefois, on constatait un
engorgement des ganglions du cou et l'ensemencement
de son mucus pharyngien décelait la présence du
bacille diphtérique.

Grâce à un travail récent, nous possédons encore

(1) Beumer, *Münchner med. Wochenschrift*, n° 48, p. 958.

(2) Schüler, *Allgemeine med. Central Zeitung*, 1894, n° 88,
p. 1046.

(3) Hager, *Central Blatt für innere Medicin*, 1894, n° 48,
p. 1138.

(4) R. Blache, *Bulletin mensuel de l'œuvre des enfants tuberculeux*, 15 décembre 1894, p. 18.

quelques renseignements utilisables pour juger le pouvoir prophylactique du sérum de Behring.

A la policlinique de Königsberg, soixante-quatre enfants, appartenant aux familles de diphtériques, ont été préventivement injecté avec du sérum antitoxique. Voici la statistique donnée par M. le Dr Paul Hilbert (1).

		Diphtériques.	Morts.
10 avec du sérum de Behring-Ehrlich (simple).		4	
18 av. sérum de la fabrique Schering (triple) .		2	7 0
8 — — — (sextuple)		0	tous
28 — — Höcht —		1	cas légers.

Ces chiffres montrent l'avantage des fortes doses.

Comme comparaison, on peut mettre en regard la proportion des frères et des sœurs de diphtériques, devenus eux-mêmes diphtériques.

Avant l'emploi du sérum, du 1er avril 1888 au 31 mars 1894, il a traité deux cent vingt-neuf cas de diphtérie, quarante-trois contagionnés par leurs frères ou leurs sœurs, ou bien par des enfants de la même maison, soit 18,8 0/0, environ un cinquième.

Ces quarante-trois cas secondaires dérivaient de vingt-huit cas primitifs dont :

			Guéris.	Morts.	Non revus.
17 avaient contagionné :	1 seul sujet				
9 — —	2 sujets . .		26	12	5
1 — —	3 — . .			27,9 0/0	
1 — —	5 — . .				

(1) Hilbert, *Berliner klinische Wochenschrift*, 26 novembre 1894, n° 48, p. 1081. *Die Resultate der in des k. med. Universitäts Poliklinik zu Königsberg ausgeführten Schutz-und Heilimpfungen bei Diphtherie.*

Doses. — 1/2 centimètre cube à 1 centimètre cube, et sérum de force différente.

Action. — Nulle, quelquefois céphalée.

Dans trois cas, fièvre, une fois 39°,2 chez un enfant qui fit une fièvre typhoïde immédiatement après; cette maladie n'a pas été influencée, la température a été celle qu'on observe habituellement.

Date de l'apparition de la maladie après l'injection préventive.

```
Le même jour. . . . . chez      11 enfants
Du 2e au 3e jour . . . .        12
Du 4e au 6e jour . . . .         8
Du 7e au 10e jour . . .          2
Du 11e jour à un mois. .         7
Plus qu'un mois . . . .          3
```

Il est curieux de voir comment se sont comportés les adultes en contact avec les enfants diphtériques et qu'on n'a pas cru devoir injecter avec le sérum.

Dans trois des vingt-cinq familles de diphtériques traités, quatre adultes furent contagionnés. Un enfant de neuf mois, injecté préventivement, allaité au sein d'une mère devenue diphtérique, resta indemne.

3° — Objections à la méthode.

Comme toute méthode nouvelle, la sérothérapie n'est pas admise par tous. Elle est encore à sa période de stage. Elle a ses enthousiastes, ses réservés; elle connaît des détracteurs. Reproduisons donc les objections qu'on a faites à la sérothérapie, en dehors des accidents dont on l'accuse.

Dans une brochure parue à Berlin, MM. A. Golt-stein et C. Schleich (1) combattent la méthode. Voici leurs arguments en résumé, Ils nient d'abord l'iden-tité de la diphtérie de l'homme avec celle des animaux artificiellement contaminés. Pour eux ensuite, une immunité ne peut être totale; elle est seulement lo-cale. Ce sont les lymphatiques de la région qui a servi de porte d'entrée qui, modifiés surtout dans leur endothelium, mais même dans leurs parois, forment la barrière à une autre infection. Ainsi les animaux habitués au chloroforme, à la cocaïne, à la morphine, ou immunisés contre la rage par injections sous-cuta-nées, se montrent incapables de résister à une injec-tion sous la dure-mère. On intoxique des morphino-manes par l'administration de l'opium par la bouche ou par le rectum. La scarlatine à laquelle la gorge fait office de porte d'entrée, garantit bien contre la scar-latine vraie, mais non contre une scarlatine traumati-que, dont le point d'inoculation est la plaie.

La seule possibilité d'une infection localisée fait comprendre la variole chez les vaccinés, par suite de lymphatiques encore libres, la non immunisation dans le choléra ou la pneumonie par la difficulté au virus de toucher tout l'intestin et le système lymphatique des poumons. Dans la diphtérie, il ne peut donc exis-ter d'immunisation totale.

Les auteurs discutent la statistique donnée par

---

(1) GOLTSTEIN et SCHLEICH, *Immunität, Infectionstheorie und Diphterieserum, drei kritische Aufsätze*, Berlin, 1894.

Kossel et les chiffres officiels de mortalité, faussés, disent-ils, par l'absence de déclaration. Aux résultats de Kossel, qui donnent 23 0/0 et de Katz, 16,5 0/0 de mortalité avec la sérothérapie, ils opposent la statistique de Feer, grosse de quatre mille cas observés de 1875 à 1891 et qui n'accuse que 12,7 0/0 avec un maximum de 34,1 0/0 et un minimum de 6,2 0/0.

On oppose donc aux résultats favorables des statistiques des chiffres semblables. M. Aub (Munich) a fait remarquer qu'à Munich, dans ces six dernières années, la mortalité pour la diphtérie a oscillé entre 6 et 14 0/0.

Au South Eastern hospital de Londres, la mortalité était en juillet de 37 0/0 et tomba en août à 18 0/0, sans que la sérothérapie intervint (Mac Combie) (1).

On a argué de la tendance générale de la diphtérie à se montrer de moins en moins meurtrière. D'après M. C. Weibgen (2), qui s'appuie sur une statistique de quatorze ans (service du professeur Hahn à Friedrichshain) depuis 1880, le pourcentage s'est amélioré de telle façon que de 44 0/0 de guérisons dans les premières années, il s'est élevé à 62 0/0 dans les trois dernières. Tandis que les opérés ne donnaient que 21 0/0 de guérisons dans les premières années, ils arrivent aujourd'hui à fournir 43 0/0. Malgré tout, depuis le sérum, on a 91 0/0 de guérisons chez les ma-

____

(1) MAC COMBIE, *Société clinique de Londres*, 21 décembre 1894
(2) CARL WEIBGEN, *Die Behandlung der Diphtherie* (*Deutsche med. Wochenschrift*, XX. 1894, n° 29).

lades injectés dès le premier jour, 82 0/0 seulement le second jour.

On a fait remarquer que bien des cas injectés auraient peut-être guéris sans sérum, comme certains sans trachéotomie, proposée par le médecin, refusée par la famille (Ritter) ou que la méthode des lavages répétées donne un pourcentage analogue à la sérothérapie (L. Concetti) (1), M. Moizard (2), avec la glycérine sublimée au vingtième, a obtenu 81,96 à 83,92 0/0 de guérison, MM. J. Hulol et Goubeau jusqu'à 95,3 0/0 (3).

Les badigeonnages avec une solution alcoolique au dixième de menthol, répétées trois fois par jour, ont donné à M. Kastorsky (4) trente-sept succès sur trente-sept cas de diphtérie ainsi traités. Ce traitement a fourni les mêmes bons résultats à M. Trutovsky.

Une autre objection a été avancée. On concède l'action efficace du remède contre l'infection diphtérique pure, mais on montre que cette diphtérie pure fait assez rarement mourir. C'est le streptocoque, la cause des complications létales. Contre le streptocoque, l'antitoxine n'a guère de pouvoir (Emmérich, [Munich]).

D'autres invoquent seulement le piteux échec d la tuberculose (Kobrynski) (5), ou la question encore

---

(1) L. Concetti, *Allgemeine med. Wiener Zeitung*, 13 novembre 1894, n° 46.

(2) Moizard, *Soc. méd. des hôpit. Paris*, 13 juillet 1894.

(3) Hulol et Goubeau, *Archives générales de médecine*, septembre-octobre 1894.

(4) Kastorky, 1894, n° 4.

(5) Kobrynski, *Wiener Zeitung*, 13 novembre 1894, n° 46.

en suspens pour quelques-uns de la vaccination anti-
rabique, dont le contrôle manque un peu de base.

Quelques-uns mettent l'augmentation des guérisons sur le compte soit des cas légers traités systématiquement, ou sur celui de l'hygiène perfectionnée
à laquelle on soumet les malades.

Quoiqu'en disent ces objections, elles ne peuvent
avoir qu'une portée minime.

Si, dans un sujet aussi sérieux, il est permis de pa-
rodier une phrase célèbre, on peut dire que la sérothérapie figurera, toute réserve faite, parmi les plus
nobles conquêtes de l'homme.

Quelque fondée que soit l'espérance que cette méthode curative nous fait luire, il ne faut pas oublier
que les moments sont comptés ; une intervention précoce est de rigueur pour que le nouveau traitemen t
rende tout ce qu'on peut exiger de lui.

Malheureusement, il ne dépend pas de nous d'intervenir vite et de prendre le mal au début. Il faudra
que les familles comprennent l'importance de notre
action précoce. C'est à nous de les éduquer dans ce
sens.

Il y a de plus les angines pseudo-membraneuses,
soit diphtériques associées et surtout streptococciques
pures, sur lesquelles le sérum antidiphtérique n'a
qu'une puissance probablement limitée pour les premières et nulle pour les secondes.

Envisagée ainsi, dans son vrai jour, la sérothérapie
ne donnera que les mécomptes prévus.

TRAITEMENT LOCAL DE L'ANGINE DIPHTÉRIQUE

Malgré toute l'efficacité et la valeur spécifique du sérum antidiphtérique, d'après les faits observés jusqu'à ce jour, il est avérée qu'il n'a d'action que sur le poison diphtérique, produit du bacille de Löffler et sur ce poison seul. Ce point capital, M. Behring l'a formellement indiqué (1) et M. Roux l'a pleinement confirmé. Tout au plus pourrait-on, d'après quelques faits, admettre que les injections sous-cutanées de sérum antitoxique gênent un peu de développement des microbes associés au bacille diphtérique et en particulier celui du streptocoque.

Faut-il donc se contenter de la sérothérapie et ne faire rien de plus? C'est l'avis de quelques-uns (Roux, Lebreton).

Toutefois même, les plus intransigeants pratiquent des lavages à l'aide de solutions anodines.

Ainsi, M. Roux a recommandé, soit des lavages boriqués, soit des irrigations avec :

Liqueur de Labarraque . . .	50 grammes
Eau bouillie q. s. pour. . . .	1 litre

(1) BEHRING, *Deutsche med. Wochenschrift*, 8 juin 1893, p. 543.

De plus, on fait des attouchements, soit avec le bleu composé, soit avec un mélange de :

Camphre . . . . } ââ p. c.
Menthol . . . . }

Dans les cas traités par M. L. Martin, le seul traitement local mis en usage a consisté dans des attouchements avec le liquide suivant :

Acide salicylique 5
Glycérine neutre 95

Si l'antitoxine a pour action de neutraliser la toxine fabriquée par les bacilles soit directement, soit indirectement, comme c'est le plus plausible, elle n'a pas d'influence sur le bacille lui-même, elle ne le détruit pas; c'est pour cela qu'on doit prolonger les injections un certain temps, jusqu'au jour où le microbe perd sa virulence, sans cela la diphtérie peut récidiver. On l'a vu, en effet, réapparaître après un mois chez des sujets soumis à traitement par le sérum (Moizard, P. Le Gendre). On ne pouvait arguer une infection nouvelle, car on avait affaire, dans le second épisode, à une forme identique à celle de la première atteinte et le microbe était le même, avec ses mêmes caractères : c'était un bacille court.

Cette absence d'action directe sur le bacille comporte une conséquence encore plus importante au point de vue de la prophylaxie. Les diphtériques, soumis au traitement par le sérum antitoxique, doivent être isolés des autres enfants comme on le faisait

Jusqu'ici et cet isolement doit durer aussi longtemps qu'auparavant.

Comme traitement local de l'angine diphtérique, M. Löffler (1) a expérimenté les solutions suivantes :

Alcool	60 volumes
Toluol	36 —
Solution de perchlorure de fer.	4 —

Ce mélange détruit le bacille diphtérique en cinq secondes. On commence par essuyer les parties malades avec un tampon d'ouate, puis on fait un attouchement à l'aide d'un pinceau.

Pour empêcher la douleur causée souvent par le perchlorure, on ajoute du menthol :

Menthol.	10 volumes
Dissoudre dans :	
Toluol	36 —
Alcool absolu.	60 —
Solution de perchlorure de fer .	4 —
ou bien :	
Menthol.	10 —
Dissoudre dans :	
Toluol	36 —
Alcool absolu.	62 —
Créolin (ou Cresol).	2 —

Des attouchements avec la teinture d'iode réussissent bien sur les plaques diphtériques de lèvres, de la peau par exemple (Moizard).

L'exaltation de la susceptibilité à l'égard des toxiques, rend plus réservé dans leur emploi. Néanmoins,

______

(1) Löffler, *Deutsche med. Wochenschrift*, 1894, n° 42 et *Congrès de Budapest*.

M. A. Baginsky (1) fait concurremment avec la sérothérapie des attouchements répétés avec une solution
au millième de sublimé additionnée de 1,2 à 5 0/0
d'ichthyol.

(1) A. BAGINSKY, *Zur Serumtherapie der Diphterie* (*Berliner kl. Wochenschrift*, 1894, n° 52, p. 1174).

TRAITEMENT GÉNÉRAL

Il reste le même qu'avant la sérothérapie et ne doit nullement être négligé.

Il comprend en première ligne l'alimentation, les toniques, l'alcool sous toutes ses formes.

Le lait ne saurait trop être recommandé comme aliment et comme diurétique.

DEUXIÈME PARTIE

TRAITEMENT OPÉRATOIRE

Le croup menace doublement l'existence, d'abord par sa nature diphtérique, ensuite par l'obstruction laryngée qu'il provoque.

La propagation des fausses membranes au larynx multiplie les voies d'absorption du poison diphtérique et contribue à augmenter l'intoxication générale.

Dans les cas de croup d'emblée, c'est le larynx qui sert de porte d'entrée à l'infection.

Mais outre ce rôle de propagateur ou d'introducteur de l'infection, le croup en possède un autre, celui d'agent d'asphyxie mécanique. Les fausses membranes accumulées dans les voies respiratoires rétrécissent la lumière du canal laryngo-trachéal et empêchent le libre va-et-vient de l'air par suite de la sténose produite. A côté de l'obturation causée par le bouchon pseudo-membraneux, il faut aussi mettre en ligne de compte le boursoufflement de la muqueuse œdématiée et le spasme. Chacune de ces circonstances peuvent, selon les cas, jouer un rôle ou prépondérant ou secondaire.

Au delà d'une certaine limite, l'hématose ne se fait plus d'une façon suffisante et le sujet est menacé de mourir d'asphyxie.

L'infection diphtérique dans le croup n'entraîne pas d'indication importante qui diffère de celles que crée l'angine primitive. Le traitement de la laryngite diphérique, en tant qu'infection et qu'intoxication, se calque donc sur celui de l'angine et de la diphtérie en général.

Il n'en est pas de même de l'obstruction des voies respiratoires amenées par l'accumulation des fausses membranes ou le rétrécissement par œdème ou spasme. Ce barrage, placé sur le passage de l'air atmosphérique, constitue un danger surajouté à celui de l'infection ; bientôt le mince filet d'air qu'admet encore la glotte ne pourra plus pénétrer et le malade asphyxiera par manque d'oxygène, terrassé par le mal qui l'étrangle à la gorge pour ainsi dire, comme le peint d'une façon imagée la dénomination espagnole de *garotillo* ou l'expression latine de *morbus strangulatorius* (Starr).

Le rétrécissement progressif de la glotte demande une intervention spéciale, dicte une nouvelle et impérieuse indication.

Pour la remplir, pour livrer de nouveau passage à l'air et empêcher l'asphyxie de se produire, nous pouvons nous adresser à trois opérations différentes, à la trachéotomie ou bien à l'intubation laryngée ou tubage de la glotte, toutes deux de date assez ancienne, mais la dernière, quoique d'une époque plus récente, un peu oubliée, reprise seulement depuis environ sept ans et encore peu courante en France à l'heure actuelle. La dilatation forcée du larynx constitue une troisième méthode, encore à sa naissance.

Mais qu'on s'adresse à l'une ou à l'autre, qu'on tra_chéotomise ou qu'on tube, ou qu'on dilate, on ne peut, de l'intervention opératoire, attendre que le rétablissement de la perméabilité des voies aériennes et pas autre chose. On permet au malade, jusque-là sous le coup de l'asphyxie, de respirer librement et de faire son hématose complète. Ce rétablissement d'une fonction importante n'est pas sans avoir une influence favorable sur l'état général du sujet et sans augmenter dans une grande proportion sa force de résistance ; mais, sauf ce résultat indirect, il ne semble posséder aucune action propre sur l'infection elle-même.

C'est ainsi qu'il faut mesurer le bénéfice qu'on retire de ces opérations pour les interpréter à leur juste valeur et ne pas exiger d'elles au delà de ce qu'elles peuvent.

Choix du moment de l'intervention. — Ce moment représente une frontière de délimitation délicate dans la pratique. Il ne faut pas opérer trop tôt, mais il ne faut pas intervenir trop tard. Ce qu'on doit éviter, c'est d'attendre la période d'asphyxie. Dès que le tirage s'est établi d'une façon permanente, coupé d'accès de suffocation, l'indication s'impose.

PREMIÈRE SECTION

DILATATION FORCÉE DE LA GLOTTE

I. — Généralités.

Cette méthode n'a encore que quelques faits à son actif. Ce n'est pas une raison de la passer sous silence, elle a peut-être un grand avenir.

L'idée en appartient à M. le Dr Renou (de Saumur) dont le nom s'attache à l'étude de la diphtérie. On accuse, le plus généralement, la fausse membrane de causer, pour la plus grande partie, le rétrécissement du calibre laryngien.

« Je l'ai cru, dit M. Renou (1), longtemps, moi aussi, sur la foi des traités. Puis, comme beaucoup d'autres, j'ai dû opérer des laryngites striduleuses, sans fausses membranes. Puis, chloroformisant un enfant pour la trachéotomie, j'ai vu, comme beaucoup d'autres encore, disparaître le tirage, quelquefois absolument, quelquefois incomplètement, quelquefois pas du tout et le chloroforme devait être laissé pour l'opération rapide. Intrigué par tout ceci, un jour, chez un enfant mort du croup au cours d'une diphtérie en apparence légère, pour lequel la famille avait refusé la trachéotomie, j'ai, dans l'heure qui a suivi la mort, enlevé le larynx. Je l'ai trouvé sans fausse membrane,

(1) Communication écrite.

rouge, non œdématié. J'ai, dans les mêmes conditions, en plusieurs années, avec le concours de confrères qui m'aidaient à ces recherches nécropsiques, examiné dix larynx enlevés dans les quatre heures qui avaient suivi la mort, chez des croups purs, c'est-à-dire morts par asphyxie seule au cours de la diphtérie et à qui on avait refusé l'intervention. Sur ces dix cas, je n'ai trouvé qu'une seule fois la fausse membrane dans le larynx. Elle était petite et mince, accolée à la paroi, un peu au-dessus de la corde vocale gauche et insuffisante pour produire le moindre bouchon. » Dans d'autres examens, M. Renou a vu aussi des fausses membranes. « De tout cela, conclut-il, il résulte que la pathogénie de l'obstruction laryngée dans le croup n'est pas si simple, que ce n'est pas toujours la fausse membrane, qu'elle y est au contraire, peut-être rare, que c'est l'œdème, ou la contracture du sphincter laryngien. »

La sténose laryngée n'a donc pas toujours la même origine; tous les éléments peuvent se combiner ou s'isoler.

L'immixtion fréquente du spasme donna à M. Renou l'idée de la dilatation ; sur ses indications, M. Constantin Paul (1) l'a pratiquée dans deux cas; il la renouvela dans plusieurs autres avec des succès très nets.

(1) CONSTANTIN PAUL, *Bulletin de la Société de thérapeutique*, 1892.

II. — Instrumentation.

Il suffit, pour l'opération, d'une pince à branches divergentes.

III. — Manuel opératoire.

L'index gauche, poussé par-dessus la langue jusque sur l'épiglotte, sert de guide.

La pince tenue de la main droite, on en introduit les branches fermées dans le larynx, puis on fait diverger.

Il y aurait peut-être avantage à essayer cette méthode sur une plus vaste échelle.

DEUXIÈME SECTION

INTUBATION ET TRACHÉOTOMIE

Quelque bien marquées que soient les frontières des spécialités, le médecin, dans la pratique courante, se trouve souvent forcé de faire des incursions en dehors de la médecine générale sur le territoire de la pathologie spéciale.

L'urgence fait prendre le bistouri au praticien; le croup contraint le médecin à faire de la chirurgie du larynx. La nécessité explique pourquoi les interventions, en cas de laryngite diphtérique, sont plus souvent le fait du médecin, et du médecin d'enfants en particulier, que celui du chirurgien ou du laryngologiste.

Tout médecin doit être en mesure d'opérer un enfant atteint de croup, même s'il ne s'adonne pas à la laryngologie. Il n'a pas le droit d'être complètement pris au dépourvu dans une telle occurence, où tout atermoiement peut compromettre le résultat ultérieur et entraîner la mort de l'enfant. Ces considérations ne retirent en rien a l'intervention, à la trachéotomie en particulier, son caractère d'acte chirurgical ardu. M. Verneuil l'a déclarée « une opération émouvante au plus haut degré, délicate, souvent très labo-

rieuse et n'étant accessible qu'aux chirurgiens à la
fois habiles et hardis. »

Billroth avouait combien difficile lui semblait la
trachéotomie.

Quoi qu'il en soit, nécessité fait loi.

S'il ne s'était agi que de refaire ici, après tant d'autres, qui l'ont fait si bien, après Archambault, après
notre regretté collègue et ami Renault, après M. Fara-
beuf, le manuel opératoire de la trachéotomie, notre
travail n'eût été qu'une superfétation, un rajeunisse-
ment tout au plus.

Si nous avons pensé à écrire les pages suivantes,
c'est persuadé qu'il y avait quelque intérêt à décrire la
trachéotomie dans les conditions de la pratique habi-
tuelle avec ses surprises et ses difficultés et qu'un
travail ainsi connu pouvait rendre service aux médecins aux prises avec les exigences de notre profession.
Nous avons cru que montrer l'application nécessaire
à cette opération de toutes les précautions rigoureuses d'asepsie et d'antisepsie, compagnes obligées de
toute intervention chirurgicale, méritait quelques dé-
veloppements.

A côté de ces lacunes de détails que nous avons
essayé de combler au sujet de la trachéotomie, il nous
a paru que le public médical français ne verrait peut-
être pas sans profit les résultats que donne une opération, presque exclusivement, jusqu'ici, pratiquée à
l'étranger, quoique d'origine essentiellement française : l'intubation du larynx.

Le temps est venu de ne plus se tenir sur la réserve en face d'une méthode qui semble avoir fait ses preuves. En médecine, il faut, plus qu'en tout autre chose, se garder d'enthousiasme irréfléchi; le panurgisme scientifique ne constitue pas le progrès; mais piétiner sur place non plus. Quel que soit l'envergure de l'ombre qui plane au-dessus d'une méthode, elle ne doit pas avoir sur nous un pouvoir suggestif tel qu'elle nous rende aveugles et sourds à toute nouveauté.

Nous mettrons sous les yeux du lecteur les pièces du procès. Nous ne doutons pas du verdict. Ce n'est pas que nous voulions jeter l'anathème sur la trachéotomie, nous sommes persuadés qu'elle a son rôle, mais que l'intubation aussi a le sien. On peut ne lui accorder que modeste, mais on ne peut le lui denier.

Nous serions heureux si ces quelques pages peuvent amener nos médecins d'enfants à se montrer moins réfractaires à cette opération, puisque l'étranger nous a donné l'exemple et a fait fructifier l'idée restée stérile chez nous, quoique née sous les auspices d'un compatriote.

Du reste, à ne s'en tenir qu'aux chiffres, les tentatives, rares encore en France, ne supportent pas sans quelque avantage la comparaison, comme nous l'avons montré recemment (1).

Celui qui a fait le nombre relativement le plus grand d'intubation dans notre pays, M. le Dr Jacques [de

______

(1) H. GILLET, *L'intubation laryngée dans le croup en France Journal des praticiens*, 21 juillet 1894, n° 6. 2° semestre, p. 64).

GILLET. — Diphtérie.   6.

Marseille] (1), s'est trouvé, à un certain moment, avec une statistique de 38 0/0 de guérison. La fréquence des complications pulmonaires, imputables vraisemblablement à l'épidémie de grippe de 1889-90 a fait baisser le pourcentage à 30,88 0/0.

Lorsque nous avons récapitulé les essais que nous avions faits à l'hôpital des Enfants assistés en 1887, à l'instigation de M. Lubet-Barbon, dans le service de notre cher maître, M. A. Sevestre, ceux qu'avait publiés M. D'Heilly (2) et les faits plus récemment communiqués par MM. Ducamp, Rabot (de Lyon) et Bonain (de Brest), Moizard, Lebreton nous avons pu dresser la statistique française de l'intubation dans le croup :

AUTEURS	INTUBATIONS	GUÉRISONS
E. Bouchut.	10	3
D'Heilly	13	2
Hospice des Enfants assistés (service de M. le Dr A. Sevestre ; inédit).	4	0
Jacques (Marseille).	68	21
Ducamp (3).	4	2
Rabot (Lyon) (4).	34	16
Bonain (Brest) (5).	23	8
P. Moizard.	18	11
Lebreton	81	59
	255	122

(1) JACQUES, *Intubation du larynx dans le croup* (Thèse, Paris, 1888). — *Intubation du larynx dans le croup, statistique de 68 cas traités par cette méthode* (Revue mensuelle des maladies de l'enfance, janvier 1891, p. 26. — *Association française pour l'avancement des sciences, Congrès de Limoges*, 13 août 1890, p. 812).

(2) D'HEILLY, *Société médicale des hôpitaux*, 27 avril 1890.

(3) DUCAMP, *Loire médicale*, 15 avril 1890, p. 85.

(4) RABOT, *Lyon médical*, 25 février 1894, p. 265.

(5) BONAIN, *Société française d'otologie et de laryngologie*, mai 1894.

Ce tableau nous montre que la guérison se produit après l'intubation dans le croup, dans 48,62 0/0 des cas.

Quelle que soit encore la pénurie actuelle de documents statistiques d'origine française, les résultats obtenus par ceux de nos compatriotes, qui se sont engagés résolument dans la voie du progrès, se montrent déjà par eux-mêmes assez encourageants, puisque le pourcentage général des guérisons, malgré quelques séries malheureuses, égale 48,62 0/0.

Ces 48,62 0/0 de succès méritent qu'on s'y arrête et qu'on les proclame bien haut, car les chiffres, quoiqu'on en dise, ont tout au moins la force brutale pour eux. D'une statistique étendue que nous avons pu dresser récemment (1), il ressort que sur un ensemble de 8.299 intubations, pratiquées en différents pays, il y a eu 2.486 guérisons, soit 29,97 0/0. Si nous ajoutons à ce nombre les cas de M. Rabot (Lyon) et ceux de M. Bonain (Brest), de M. Moizard et de M. Lebreton, publiés depuis, nous pouvons fournir une statistique complète de 455 cas avec 580 guérisons, soit 29,94 0/0.

La comparaison de ces 29,94 0/0 avec les 48,62 0/0 de la statistique française est tout à l'avantage de cette dernière. Nos résultats sont encore supérieurs aux 32,2 0/0 trouvés par Prescott et Goodthwait sur 2.815 intubations.

Dans notre abstention, en matière d'intubation,

(1) H. GILLET, *Parallèle de la trachéotomie et de l'intubation dans le croup* (*Gazette des hôpitaux*, 5 mai 1894, p. 485).

nous ne pouvons même pas nous retrancher derrière des résultats défavorables, la trachéotomie ne fournit pas plus de 30,18 0/0 de succès en moyenne. Sur 15.955 cas de trachéotomiés que nous avons pu recueillir dans les auteurs, on compte, en effet, 4.816 guérisons.

Prescott et Goodthwait ont fait un relevé de 23.941 trachéotomiés avec 28,67 0/0 seulement de succès.

Des échecs, un peu nombreux au début des tentatives d'intubation, ont découragé les essais timides. Toute méthode a sa période d'apprentissage, éventualité inévitable, à laquelle notre inexpérience paie son tribut.

Aujourd'hui que, chiffres en main, l'exemple, aussi bien à l'étranger que chez nous, permettrait au besoin quelque hardiesse, il est temps de marcher à la remorque des initiateurs.

L'espérance que la sérothérapie nous met au cœur, pourrait faire entrevoir un temps plus ou moins proche où, maîtres de la diphtérie, nous n'aurions que bien rarement à intervenir. Trachéotomie, comme intubation, rentreraient peut-être un jour dans le domaine de l'histoire et on ne les citerait plus que pour mémoire.

Mais en attendant que s'ouvre cette ère bienfaisante, il faudra encore compter avec les sujets près desquels nous ne serons appelés qu'au moment où le croup dicte une intervention rapide, injection de sérum antitoxique à part.

Nous devons donc, quoi qu'il arrive, nous trouver prêt à agir, sans exposer l'enfant à une perte de temps qui lui serait préjudiciable.

TROISIÈME SECTION

INTUBATION

I. — Historique.

En présence d'un enfant qui offre du tirage avec accès de suffocation, l'indication de rétablir la perméabilité des voies respiratoires est impérieuse pour le médecin et cette indication s'impose avec un caractère d'urgence extrême.

Il n'y a pas très longtemps encore, opérer un enfant atteint du croup voulait dire faire la trachéotomie. On n'avait guère à sa portée d'autre ressource que l'intervention sanglante. Depuis quelques années, le traitement opératoire de la diphtérie laryngée s'est enrichi d'une nouvelle méthode ; à côté de la trachéotomie a surgi le tubage de la glotte (Bouchut), ou intubation du larynx (O'Dwyer).

Dans cette manière de faire nouvelle, on n'entre plus dans les voies respiratoires par effraction. Pas de plaie d'aucune sorte. Au lieu d'ouvrir la trachée pour y placer à demeure une canule qui permet à la respiration de se faire par cet orifice artificiel, comme par la trachéotomie, on utilise avec l'intubation les voies naturelles pour rétablir la béance naturelle du larynx. On se contente de placer dans cet organe, par simple cathétérisme, un tube creux, modelé sur la forme de ce conduit et qui en maintient les parois écartées. La lumière du tube permet la libre entrée de l'air et rétablit la fonction respiratoire compromise.

Les deux opérations vont l'une et l'autre au même but, l'une pénètre par une brèche, l'autre se contente d'ouvrir la porte, mais toutes deux parent à l'asphyxie.

L'intubation a été précédée par un certain nombre d'interventions, dans le but de rendre la perméabilité du larynx à l'air atmosphérique.

Un passage d'Hippocrate (1) ferait allusion à l'introduction de canule dans le larynx pour rétablir le passage de l'air, tandis qu'Asclépiade serait muet, ainsi que Paul d'Egine, le promoteur de la bronchotomie.

En 1801, un hasard démontra à Desault la tolérance du larynx pour les instruments introduits à demeure dans sa cavité. Une sonde élastique, destinée à l'œsophage d'un blessé atteint d'une plaie transverse du cou, alla s'égarer dans les voies aériennes ; elle put y demeurer plusieurs heures sans accident. C'était le principe de l'intubation trouvé.

S'inspirant de ce fait tout fortuit, Bichat fit de parti pris le cathétérisme laryngé avec sonde à demeure dans six cas, dont un d'œdème de la glotte. Ce tubage se termina par une guérison, après un séjour de la sonde durant vingt heures. Bichat introduisait la sonde soit par la bouche, soit par le nez.

(1) Hippocrate, *OEuvres*, trad. Littré.

La pratique de Bichat fut généralisée par Loiseau [de Montmartre] (1857), dont la sonde annulaire remplaça l'anneau primitif de Dieffenbach (1839).

Chaussier, puis Depaul (1845), dans un autre ordre d'idées, mais sur le même principe, imaginèrent leur tube laryngien pour remédier à l'asphyxie des nouveau-nés au moyen de l'insufflation.

A Vienne, M. le Dr Monti introduisait dans le larynx une sonde en gomme, soit comme moyen temporaire en attendant la trachéotomie, soit comme procédé définitif, pour rendre les voies aériennes perméables. Bien d'autres essais de ce genre se rencontrent dans la littérature médicale.

Mais ce n'était là encore que l'idée en germe du cathétérisme laryngé, dans le cas d'obstruction laryngée d'origine diverse, et non une méthode réglée, dirigée spécialement contre le croup.

Celle-ci ne fit son apparition que plus tard et encore d'une façon éphémère, pour renaître trente ans après (1).

C'est en septembre 1858 que E. Bouchut (2) proposa, pour la première fois, l'application du tubage de la

---

(1) Consulter : DILLON BROWN, *Intubation of larynx, history. Transact. of the internat. med. Congress*, 9e session; t. II, p. 531, Washington, 1887.

(2) E. BOUCHUT, *D'une nouvelle méthode de traitement du croup par le tubage du larynx* (*Bull. de l'Acad. de méd.* 1858, t. XXIII, p. 1160). — *Sur une méthode nouvelle de remédier à l'asphyxie, du croup sans péril ni effusion de sang* (*Gazette des hôpitaux*, 1858 et *Paris méd.*, 26 mar* 1887).

glotte dans le croup ; Bouchut terminait son mémoire
par les conclusions suivantes et constatait :

« 1º La facilité qu'on a de pratiquer le tubage de la
glotte au moyen d'une virole ou canule fixée par les
cordes vocales inférieures et n'empêchant pas les
fonctions de l'épiglotte ;

« 2º La tolérance de cette virole par le larynx ;

« 3º La possibilité de remédier à l'asphyxie du croup
et des maladies du larynx par ce moyen, de préférence
à la trachéotomie ;

« 4º La facilité qu'ont les grosses concrétions pseudo-
membraneuses, formées dans la trachée et dans les
bronches, de sortir par ce tube intra-glottique ;

« 5º L'utilité de cette ressource nouvelle pour les médecins, qui, dans de petites localités, sans aides et
loin de tout secours, pourront employer ce moyen de
préférence à tout autre. »

Malgré l'originalité de la tentative, l'opération ne
fut pas acceptée, à cette époque, et l'Académie de
médecine de Paris adopta les conclusions de son rap-
porteur, qui était Trousseau.

« 1º Le tubage du larynx, tel qu'il a été appliqué jusqu'à présent, ne nous a paru ni assez utile, ni assez
exempt de danger pour mériter l'approbation de
l'Académie ;

« 2º La trachéotomie, dans l'état actuel de la science,
est le seul moyen à employer, lorsqu'il ne reste plus
d'autres chances de salut dans l'emploi des moyens
médicaux. »

Ce jugement, heureusement caduque, étouffait dans l'œuf l'initiative de Bouchut.

Malgaigne seul défendit la méthode nouvelle. Il fit remarquer en sa faveur l'analogie qu'il y avait entre le tubage et la trachéotomie avec la taille et la lithotritie. « Que l'histoire de la lithotritie nous serve d'exemple! dit-il. Qui sait si le tubage ne sera pas un jour pour le croup ce que la lithotritie est pour les pierres de la vessie? »

Quoi qu'il en soit, il ne fut plus question de tubage en France; Bouchut lui-même n'en fit guère qu'une dizaine avec trois guérisons.

En 1860, Weinlechner et Störk (de Vienne) ont fait quelques essais, qu'ils abandonnèrent, de même que Möller (1) [de Kœnigsberg].

L'idée de notre célèbre compatriote demeura donc stérile dans son propre pays, comme à l'étranger, sauf ces quelques essais isolés, jusqu'au jour où la reprit un laryngologiste américain, M. le Dr Joseph O'Dwyer. Après avoir mûri plusieurs années sa découverte, M. O'Dwyer la communiqua au monde savant. L'intubation du larynx d'origine américaine reproduisait, perfectionné, le tubage de la glotte de naissance française. Pendant que la méthode nouvelle entre dans la pratique aux États-Unis, se généralise plus ou moins en Allemagne, en Autriche, etc., elle se

______

(1) Möller, *Uber Bouchut's Tubage beim Croup (Amtlicher Bericht üb. die Versammlung deutsch. Naturforscher u. Ærtze,* 1860, t. XXXV, p. 167-173, Kœnigsberg, 1861).

heurte encore chez nous, en France, à un sentiment
d'hésitation qui empêche son expansion, comme si
nous ne pouvions nous soustraire à la grande influence de Trousseau, l'apôtre ardent de la trachéotomie.

Sous cette nouvelle impulsion de M. O'Dwyer
le tubage fut essayé par un grand nombre de médecins américains.

La liste des publications sur l'*Intubation of larynx*,
parues aux États-Unis, remplirait plusieurs pages.
Cette riche bibliographie a été condensée à plusieurs
reprises sous forme de rapports généraux.

En 1887, au Congrès médical international de Washington, la question de l'intubation mise à l'ordre du
jour fut traitée tour à tour par différents auteurs à
des points de vue différents.

La communication de William Perry Northrup avait
trait à l'anatomie pathologique (1). Bouchut reprit son
ancien sujet : le tubage du larynx contre l'asphyxie
du croup et les rétrécissements du larynx.

Joseph O'Dwyer résumait, sous le titre général :
Intubation of larynx, les principaux points de sa méthode et les résultats qu'il en avait obtenus.

F.-E. Waxham examinait surtout la statistique (2).

D'Amérique l'opération se répand en Angleterre, en

(1) *The pathological anatomy of laryngeal diphteria as related
to intubation.*
(2) *Intubation of the larynx ; its advantages and disadvantages,
with statistics of the operation.*

Allemagne et en Autriche où elle rencontre des enthousiastes.

Entre la période initiale de Bouchut et celle de renaissance due à M. O'Dwyer, de 1858 à 1885, mutisme complet en France. Il est vrai, qu'on n'est guère plus loquace à l'étranger.

L'apparition des premiers travaux de M. O'Dwyer provoqua dans la presse médicale française une levée de revues et d'articles destinés à faire connaître au public médical français les tentatives faites au nouveau monde, l'enseignement que la New Contry envoyait à l'Old Contry.

En 1887, M. Gouguenheim (1) faisait appel aux médecins français pour les engager à essayer la méthode; à la même époque, M. Isch-Wall résumait l'état de la question (2).

Au retour du Congrès de Berlin, où Bouchut et O'Dwyer se serrèrent la main, en 1890, je donnais moi-même un article (3) sur le même sujet avec les détails du manuel opératoire et les résultats.

Mais la presse ne communiqua aucun élan et les tentatives restèrent isolées.

En France, on fait seulement quelques essais non publiés, en 1887, dans le service de mon excellent maître, M. A. Sevestre à l'hospice des Enfants assistés

---

(1) GOUGUENHEIM, *Revue générale de clinique et de thérapeutique Journal des patriciens*, 26 mai 1887, n° 15, p. 216.

(2) ISCH-WALL, *Progrès médical*, 1887, p. 18.

(3) GILLET, *Revue générale de clinique et de thérapeutique*, 26 nov. 1890, n° 48, p. 767.

à l'instigation de M. Lubet-Barbon, qui a donné (1) un bon résumé de la question de l'intubation à cette époque.

A la même date paraissaient la thèse inaugurale du docteur A. Chabanet (2), celle du docteur Jacques (3).

Un an plus tard, **M.** le D^r d'Heilly faisait quelques intubations, sans, dans la suite, adopter la méthode (4).

Au Congrès de l'Association française pour l'avancement des sciences, M. Queirel, au nom de M. Jacques (de Marseille), communiquait des résultats fournissant 38 0/0 de succès. Quatre cas ont été communiqués par M. Ducamp (5) avec deux succès.

Le Congrès médical international, tenu à Berlin en août 1890, inscrivait encore l'intubation à l'ordre du jour et mettait en présence O'Dwyer et Bouchut. Ranke pouvait, à cette époque, montrer la situation du tubage en Allemagne, en Autriche et en Suisse et donner le bilan des pays de langue allemande. Sa statistique portait déjà sur quatre cent treize cas avec cent quarante et une guérisons, soit 36,2 0/0.

De 1890 jusqu'à ce jour, on ne peut suivre publication par publication, article par article, les progrès

(1) LUBET-BARBON, *Arch. roumaines de méd. et de chir.*, 1887.
(2) CHABANET, *Le tubage de la glotte*, Th. de Paris, 1887.
(3) JACQUES, *Intubation du larynx dans le croup*, Th. de Paris, 1888, et *Rev. mens. des mal. de l'enf.*, janvier 1891, p. 26.
(4) D'HEILLY, *Soc. méd. des hôpit.*, 27 avr. 1888.
(5) DUCAMP, *Loire méd.*, 15 avril 1890, p. 85.

de l'intubation ; la littérature médicale en Amérique et en Allemagne en regorge.

La soixante-cinquième réunion des naturalistes et médecins allemands permet de connaître le chemin parcouru depuis que l'intubation a fait son entrée dans les pays de langue allemande. Dans son rapport général, M. Ranke (de Munich) a pu réunir avec les siens les résultats de Ganghofner (de Prague), Jacubowski (de Cracovie), Muralt (de Zurich), Unterholzner (de Vienne), soit en tout le nombre respectable de treize cent vingt-quatre cas avec une moyenne de 39 0/0 de guérisons.

Tandis que l'intubation s'intronise à quelques exceptions près (Baginsky, Escherich) en Allemagne, elle fait son chemin dans les autres pays, au Nord et au Sud, sauf chez nous.

En Italie, elle est adoptée d'abord par F. Egidi et Masséi (1), par Lepare Giovanni (2). Actuellement elle

(1) F. Egidi, *La prima intubazione della laringe per crup falta en Italia coll' apparecchio dell' O' Dwyer*, Naples, 1889. — F. Egidi et F. Massei, *La mia prima intubazione per crup laryngea (Archivio ital. di Pediatria*, 1890). *La intubazione della laringe nel crup* (commun. au 1er Congr. de pédiatrie tenu à Rome), Naples, 1891. — F. Egidi, *Apparecchio d'intubazione laringea per bambini ed adulti, modificato. Sessante intubatione della laringe per crup, come contributo alla statistica*, Florence, 1892 (*Bolletino delle malattie dell' Orecchio, etc.*, 1892, anno X, no 1). — F. Massei, *La intubazione della laringe nei bambini e negli adulti*, Naples, 1891. — Fr. Egidi, *Ottantadue tracheotomie e ottantaquattro intubazioni, come contributo alla statistica* (*Bolletino delle mallatie dell' Orecchio, etc.*, 1893, anno XI, nos 3-4.)

(2) L. Giovanni, *Intubazione tracheotomi nel crup* (*Archivi italo di Laryngologia*, 1893, fasc. XXX.

a pénétré en Espagne (1) où, dès 1886, MM. les Drs Ramon de la Sota y Lastra et Gomez de la Mata relatèrent les premières observations de tubage employé contre le croup.

II. — Instrumentation.

Toute différente de la trachéotomie, l'intubation demande une instrumentation toute différente.

Outre un jeu complet de tubes destinés à séjourner dans le larynx, l'opérateur doit disposer d'instruments pour introduire ou extraire ces tubes et pour maintenir la bouche ouverte pendant les manœuvres.

Écarteur des mâchoires. — Parmi les mors de modèles divers employés par les laryngologistes, on doit donner la préférence à ceux qui laissent le plus d'espace libre pour manœuvrer dans la bouche. On doit aussi leur demander de ne pas se déplacer facilement par les mouvements du sujet; s'ils ont en plus l'avantage de ne pas exiger un aide pour les tenir, on peut les juger satisfaisants.

Bouchut avait résolu la question d'une façon assez simple : il gantait son index gauche d'un doigtier métallique, sorte de cylindre tronqué, coudé au niveau

(1) F. Vidal Solares (de Barcelone), *Del entubamiento de la laringe en el crup* (trois obs. pers.) [*Archiv. di ginec. y pediat,* 1893, n° 10-15].

de l'articulation de la première et de la seconde pha-
lange.

Cette sorte d'armure remplissait à la fois le rôle
d'écarteur des mâchoires et de protecteur pour le
doigt conducteur.

Dans ces derniers temps, M. P. Ferroud a proposé

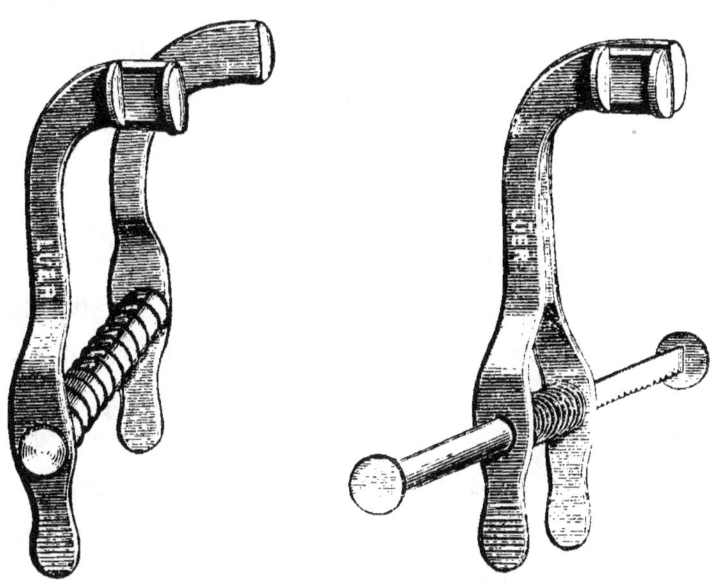

Fig. 14.
Écarteur de Lüer, ouvert.

Fig. 15.
Écarteur de Lüer, fermé.

un doigtier analogue mais remontant jusqu'à l'articulation métacarpe phalangienne et évidé en dedans.

O'Dwyer a choisi comme ouvre-bouche le modèle du
Dr Denhard. Il se compose de deux branches métalliques articulées; les deux extrémités, destinées à être
mises dans la bouche, portent une partie élargie et en-
foncée au centre, relevée sur les bords afin de s'em-

boiter sur les mollaires, les branches extérieures portent des crans d'arrêt sur lesquels court un anneau que leur écartement permet de fixer plus ou moins loin et qui limite l'ouverture entre les autres extrémités internes par le rapprochement de cette portion extra-buccale de l'instrument.

On a reproché à l'écarteur d'O'Dwyer de n'avoir pas assez de solidité, de déraper facilement. On peut remplacer par tout autre écarteur, celui de Lüer par exemple (fig. 14 et 15).

Tubes. — Bouchut se servait de cylindres métalliques, en argent (fig. 16), légèrement coniques, de diamètres assortis aux âges, long de 1^{cm} 1/2 à 2 centimètres diamètre de 6 à 7 millimètres. Deux bourrelets, placés à 6 millimètres de distance, faisaient relief sur la surface externe de cette virole; l'un au niveau de l'orifice supérieur devait s'appliquer sur la corde vocale supérieure; l'autre, plus bas, se plaçait au-dessous de ces mêmes replis; sur les cordes vocales inférieures le premier, destiné à empêcher l'appareil de descendre, le second de remonter, logé qu'il était dans les ventricules laryngés.

Un trou percé près du bord supérieur permettait de passer un fil de soie, en guise d'amarre.

La forme du tube d'O'Dwyer (fig. 17) s'écarte du cylindre ou du cône régulier. Plus long que le modèle de Bouchut, il tend à reproduire la configuration des parties dans lesquelles on l'introduit pour en épouser les contours; sa surface de section est ellipsoïdale,

c'est-à-dire quelle reproduit un cylindre aplati latéralement.

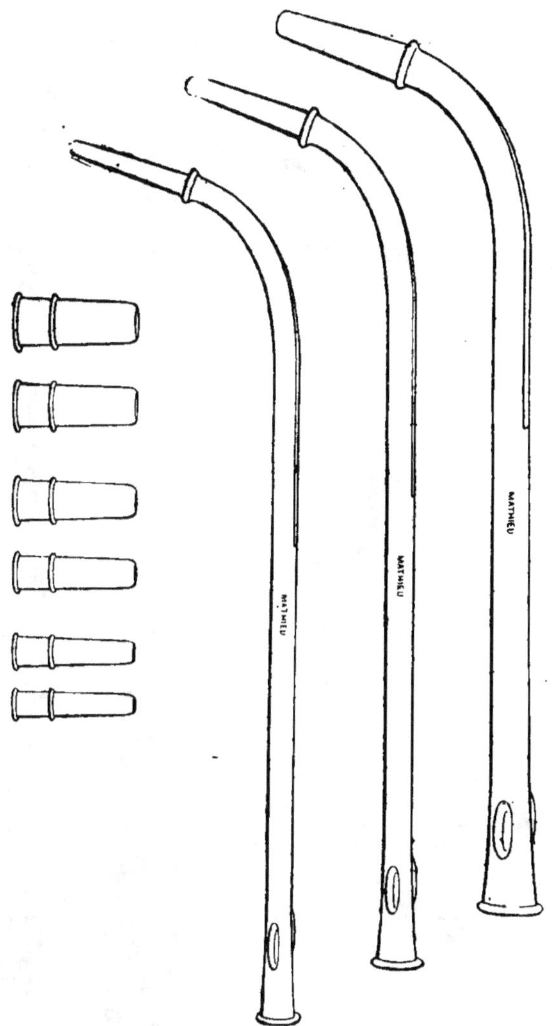

Fig. 16. — Instruments de Bouchut.

Après des tâtonnements et des modifications, d'abord
en maillechort, en argent doré, en caoutchouc durci,
aujourd'hui de préférence en cuivre poli et doré.

L'appareil se renfle à sa partie supérieure en une partie
applatie en tête de clou, obliquement taillée d'avant

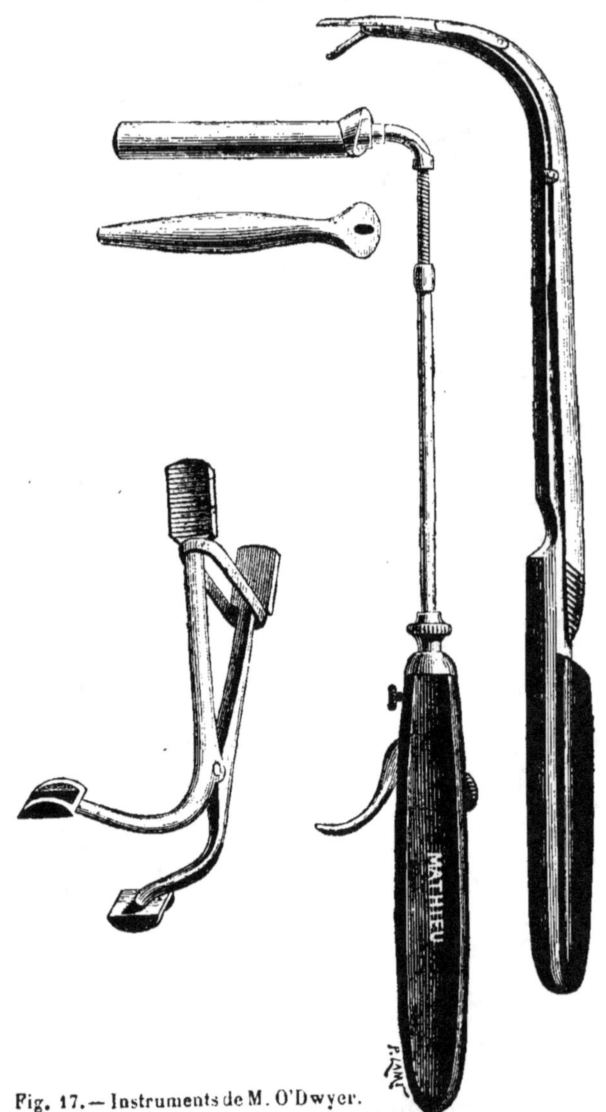

Fig. 17. — Instruments de M. O'Dwyer.

en arrière et de bas en haut, de sorte que, dégagée en
avant près de l'épiglotte, elle se relève au niveau de

l'espace aryténoïdien, oùil s'enchâsse en forme de bec
postérieur arrondi. Une fente antéro-postérieure représente l'entrée du canal creusé dans le tube. Sur le côté
de cette partie supérieure se voit un trou pour un fil.

Cette partie renflée et ainsi modelée vient reposer
latéralement sur les cordes vocales supérieures.

Après un léger rétrécissement, le tube augmente
graduellement de volume pour diminuer de même,
d'où un renflement olivaire, qui sert à maintenir le
tube au-dessous de la glotte. Après ce renflement
l'appareil se termine par une partie à section ellipsoïdale. L'extrémité inférieure taillée en biseau aux dé-
pens du bord antérieur, mousse, bien arrondie sur les
bords, entoure la sortie du canal intérieur dont la lumière affecte par conséquent la forme d'une ellipse à
grand diamètre antéro-postérieur.

Cette ouverture inférieure arrive au niveau du deuxième ou troisième anneau de la trachée.

La série des tubes se gradue en dimension ; le plus
petit a 4 centimètres de longueur environ ; il s'emploie pour les enfants d'un an et un peu plus, le plus
long mesure 6 centimètres ; il convient aux enfants
de huit à douze ans.

Les dimensions intermédiaires permettent de choisir facilement le tube approprié à l'âge du sujet.

On peut prolonger la série par des tubes destinés
aux adultes ; ce sont les tubes de Leffert (de New-
York), soit en caoutchouc vulcanisé, soit en métal ou
mixte, mi-partie métal, mi-partie caoutchouc.

Pour des cas spéciaux, lorsqu'on craint l'existence de fausses membranes dans la trachée, M. O'Dwyer a fait construire une autre variété de ses tubes (1). Plus trapus, leur tête est épaisse, large, la lumière grande, la longueur ne dépasse guère 3 centimètres.

Massèi (de Naples) a fait fabriquer des tubes dont les dimensions relatives de la tête et du corps varient, par exemple tête volumineuse, corps grêle, etc. Mais ces appareils s'emploient plutôt chez l'adulte et dans les cas de rétrécissement laryngé, que chez l'enfant, dans le cas de croup : M. Egidi (de Rome) a modifié les tubes d'O'Dwyer; il leur a donné une large lumière sans en changer la forme.

M. Ferroud fait ouvrir ses tubes sur le côté de l'extrémité inférieure.

Mandrin introducteur ou intubateur. — Bouchut avait adopté pour introduire son tube une forme de mandrin qui n'était pas sans avantage, quand ce ne serait que sa simplicité.

C'était une sonde uréthrale ouverte à plein canal à ses extrémités à courbure ordinaire, un peu modifiée. Elle entrait dans le tube à frottement doux. Creuse, longue de 30 centimètres, elle était plus étroite dans ces 3 derniers centimètres qui s'emboîtaient dans le tube retenu en haut par l'arrêt, formé par la partie plus large de la sonde conductrice.

(1) O'DWYER, *N.-Y. med. Journal*, 26 février 1887.

L'instrument d'O'Dwyer, compliqué dans l'agencement de ses parties, échappe à une description complète.

Ce mandrin porte-tube ou intubateur est composé
d'un embout, de grosseur variant avec le calibre des
tubes; plein seulement à ses deux extrémités, repré-
sentées par deux petits segments métalliques reliés
entre eux par une fine tige articulée à son milieu.
Ce mandrin ainsi composé pénètre dans le tube qu'il
bouche. Son extrémité supérieure porte un pas de vis
destiné à fixer l'embout au reste de l'instrument,
c'est-à-dire au manche.

Ce manche de 12 centimètres environ, à l'aide d'une
pédale manœuvrée avec le pouce, fait sortir ou ren-
trer une tige coudée en même temps que deux griffes
mousses latérales. Lorsque la tige sort, les griffes ren-
trent, lorsque la tige rentre, les griffes sortent.

L'embout vient s'adapter à la tige.

Le jeu de la pédale fait sortir les griffes et détache
le tube du mandrin. C'est la manœuvre employée pour
retirer l'appareil intubateur, tandis que le tube est
maintenu dans le larynx par les griffes mousses ap-
pliquées sur la tête du tube.

On a remplacé l'intubateur primitif de M. O'Dwyer
par d'autres instruments plus simples.

C'est ainsi que M. Gersuny a proposé, pour remplir
le même office, une pince articulée (fig. 18), semblable
aux longues pinces hémostatiques, coudée à partir de
l'articulation et terminée par deux extrémités façon-

nées de manière à pénétrer dans le tube et à pouvoir s'y écarter et s'y maintenir.

La manœuvre simplifiée ne comprend plus qu'une ouverture ou qu'une fermeture de la pince.

Cette modification instrumentale permet en outre

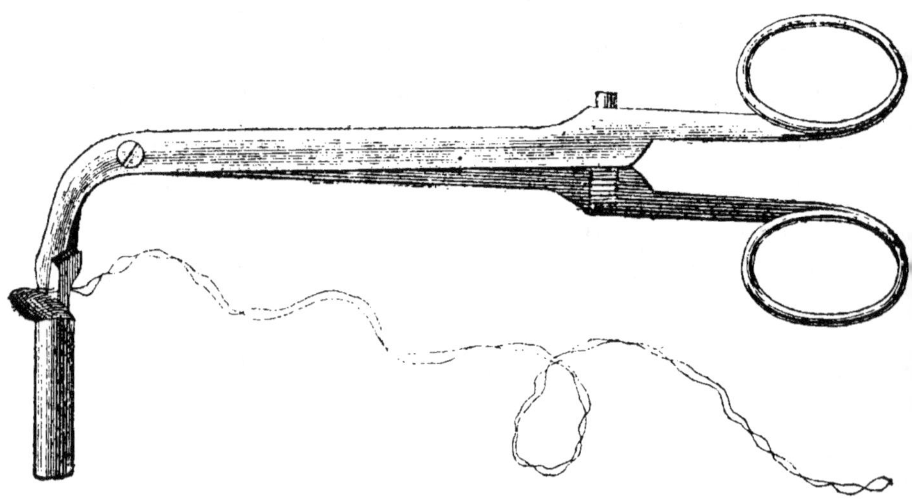

Fig. 18. — Pince de Gersuny.

de n'avoir qu'une même pince comme intubateur et comme extubateur ; de plus, le tube ne se trouve pas complètement bouché pendant les manœuvres d'introduction.

Extracteur. — Lorsqu'on laisse un fil en permanence attaché au tube, on n'a besoin d'aucun instrument pour le retirer. Bouchut n'agissait pas autrement.

Dans le cas contraire, si l'on ne maintient pas de

fil, on doit employer un instrument pour enlever le tube.

L'extracteur de M. O'Dwyer a l'aspect, à l'extrémité, d'une pince à polype plus ou moins modifiée, terminée par un manche et destinée à s'introduire dans l'orifice supérieur du tube et à y rester fixée par suite de l'écartement des extrémités. Le manche, divisé en deux parties, comprend une partie fixe et une partie mobile, soutenue par un ressort. Lorsqu'on applique la partie mobile sur l'autre, on ouvre les deux valves de l'extrémité, destinée à s'enfoncer dans le larynx et à s'y maintenir une fois ouverte.

Cet extracteur complique l'instrumentation inutilement; la pince de Gersuny, qui sert à la fois à l'introduction et à l'extraction du tube, mérite la préférence.

On peut dire, du reste, que si les tubes d'O'Dwyer ont acquis une certaine perfection, le reste de son instrumentation demande des modifications, pour les amener à plus de simplicité.

Quelles que soient les formes adoptées de l'appareil encore en voie de transformation, le mode opératoire varie peu.

Pince du Dr Ferroud (1). — L'inutilité de deux instruments différents, l'un pour l'introduction, l'autre pour l'extraction, a suggéré des modifications et des

---

(1) PAUL FERROUD, *L'intubation du larynx chez l'enfant et chez l'adulte, ses indications, sa valeur thérapeutique, simplifications des instruments d'O'Dwyer*, Th. de Lyon, 1894.

simplifications à l'arsenal originel de M. J. O'Dwyer.

C'est dans ce but de simplification que M. le Dr Ferroud a inventé sa pince à la fois porte-tube et extracteur (fig. 19).

Démontable en six pièces, elle est longue de 23 centimètres environ. Voici comment M. Ferroud décrit lui-même son instrument : « Les mors, coudés à angle droit, mesurent 4 centimètres; ils sont très amincis et peuvent, en conséquence, pénétrer profondément dans la lumière de tous les tubes, *sans cependant la combler*. Une pression sur le levier les écarte l'un de l'autre ; mais alors, au lieu de former un angle aigu comme dans l'extracteur d'O'Dwyer, ils restent à peu près parallèles entre eux. La pénétration plus profonde des mors et le quasi-parallélisme qu'ils gardent dans leur écartement sont deux conditions favorables à la solidité de leur prise. On comprend, en effet, que ces mors aient une grande adhérence avec les parois du tube, puisqu'ils sont en contact intime avec elles. Pour qu'ils ne soient pas exposés à déraper au cours de l'extraction, nous les avons fait rayer extérieurement sur toute la longueur. Ils représentent à l'intérieur également, et sur une étendue de quelques millimètres, des stries répondant à des vues, un peu théoriques il est vrai, mais pouvant, à l'occasion, retenir de fausses membranes qui s'engageraient assez haut dans la lumière du tube pendant son introduction. A 2 centimètres en arrière de l'angle droit formé par la courbure des mors, se trouve une poulie de réflexion

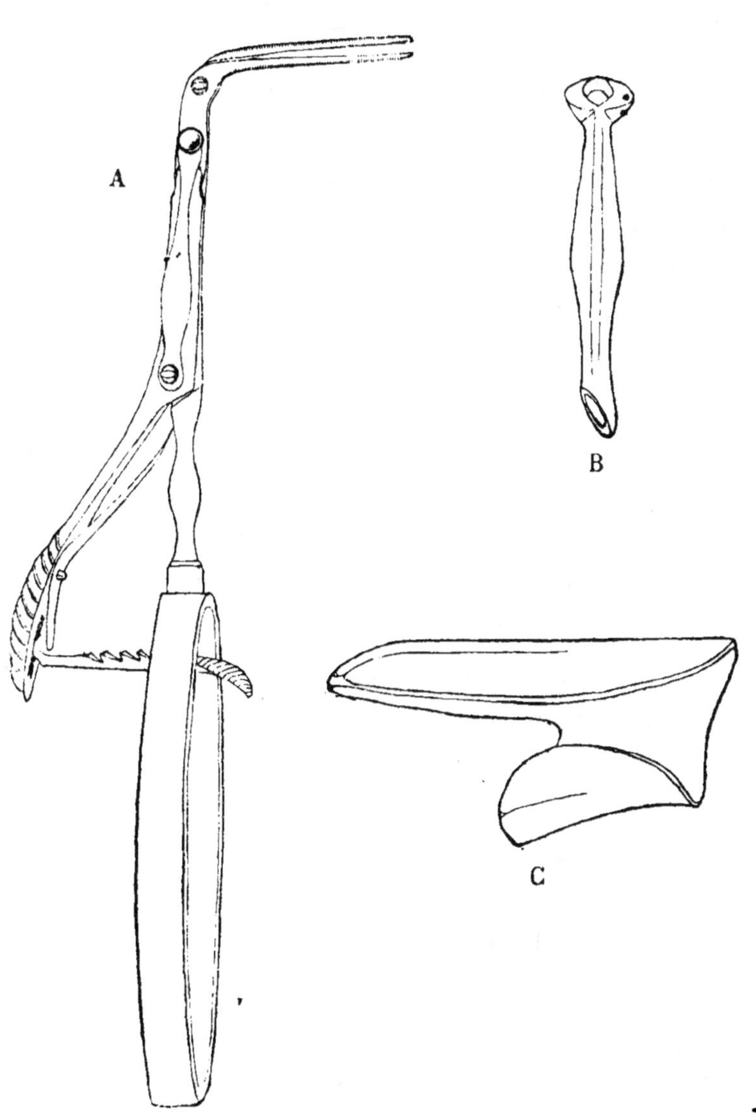

Fig. 19. — Instruments du Dr Ferroud pour le tubage du larynx : A, instrument servant à la fois d'intubateur et d'extubateur ; B, tube d'O'Dwyer, dont l'orifice supérieur a été évasé et l'extrémité inférieure taillée en biseau ; C, doigtier évidé latéralement.

destinée à soutenir le fil de sûreté pour qu'il puisse lui-même retenir le tube dans les cas rares, il est vrai, où ce dernier viendrait à glisser. Le fil, ainsi relevé, n'est pas tendu sur la langue, comme avec l'introducteur d'O'Dwyer et conséquemment ne gêne en rien l'opérateur.

« Le levier porte, suspendu à son extrémité, une crémaillère destinée à venir en aide, pendant l'extraction, à ceux qui craindraient de s'oublier et de relâcher la pression du pouce. Cette crémaillère, dont on peut à volonté réclamer ou refuser les services, au moyen d'un ressort qui le renvoie en arrière sur le prolongement du levier, permet en outre aux opérateurs familiarisés avec les examens laryngoscopiques de tenir l'instrument comme une plume à écrire... »

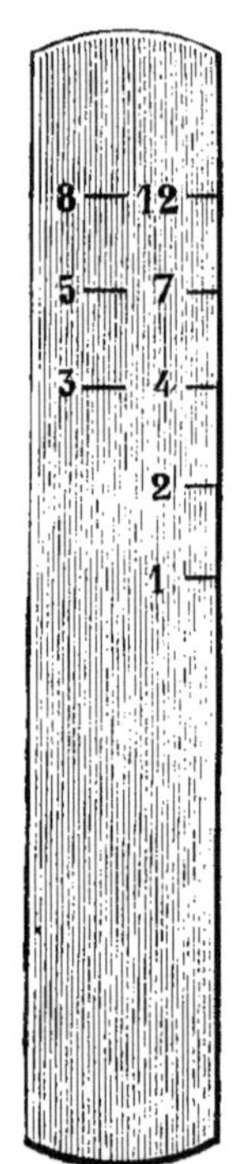

Fig. 20.
Échelle métallique pour la graduation des tubes.

Échelle graduée. — Une petite plaque de métal portant une graduation d'après les âges de un à douze sert à guider l'opérateur dans le choix du tube (fig. 20).

Un avantage de l'intubation est de permettre une intervention hâtive dans les cas où l'obstruction laryngée cède en peu de temps. Le tube enlevé, aucune trace de l'opération, aucune complication à craindre, comme cette éventualité peut se présenter à la suite de la plus bénigne des trachéotomies. Le trachéotomisé, guéri de sa diphtérie, reste toujours un blessé, avec sa plaie opératoire à soigner.

Dans de telles conditions, l'intubation suffit ; la trachéotomie va au delà du but à atteindre.

L'absence d'opération sanglante, l'absence de cicatrice ultérieure, à un autre point de vue, ne contribue pas peu à faire accepter l'intubation par la clientèle de ville surtout, qui, instinctivement, répugne à la trachéotomie.

III. — Préliminaires à l'opération.

1° — Aides.

L'intubation n'exige pas l'assistance obligée d'aides en grand nombre.

L'opération se passe sans effusion de sang ; on peut donc compter un peu plus que dans la trachéotomie sur un membre de la famille pour nous prêter son concours dans cette circonstance.

Cette seule personne peut nous suffir. Son rôle se réduit à maintenir l'enfant immobile pendant les manœuvres d'intubation.

Toutefois, lorsqu'on soupçonne qu'on pourrait peut-être se voir forcé de pratiquer séance tenante la trachéotomie, si l'intubation ne faisait pas cesser le tirage, on devra, en prévision, rassembler autour de soi les aides nécessaires, à moins d'avoir pris toutes ses précautions pour pouvoir opérer tout seul, à quelque intervention qu'on doive se décider.

2° — Éclairage.

On doit pouvoir intuber sans rien voir ; l'index gauche sert de conducteur, c'est lui qui voit. Mais la lumière ne peut nuire.

Quelques laryngologistes (Mount Bleyer, Massei, etc.), par suite de leur qualité de spécialistes, demandent qu'on se guide à l'aide du miroir laryngien.

On ne voit à cette conduite d'autre objection que la complication qu'elle entraîne dans le manuel opératoire et l'obligation de recourir à l'éclairage artificiel, c'est-à-dire à toute une installation. On doit aussi compter avec la difficulté très grande que le jeune âge crée à l'application du miroir. Le laryncoscope rendra, au contraire, de grands services après l'intubation pour se rendre compte de l'état des parties.

Comme pour la trachéotomie, l'opérateur fera préparer tout ce qui pourra être nécessaire en cas d'accidents : sinapisme, éther, appareil faradique, etc.

Toutes ces précautions prises, l'enfant sera roulé dans un drap ou dans une couverture, les bras le long du corps, pour l'empêcher de se défendre avec les mains et de gêner ainsi les manœuvres.

Ainsi immobilisé, le sujet pourra être maintenu dans son lit, assis, calé en arrière par une pile d'oreillers et maintenu la tête droite, bien verticale, par l'aide, au moyen de la main gauche placée la paume sur le front, et de la droite appliquée à plat au niveau de l'hypogastre.

Heubner intube l'enfant couché, horizontalement,

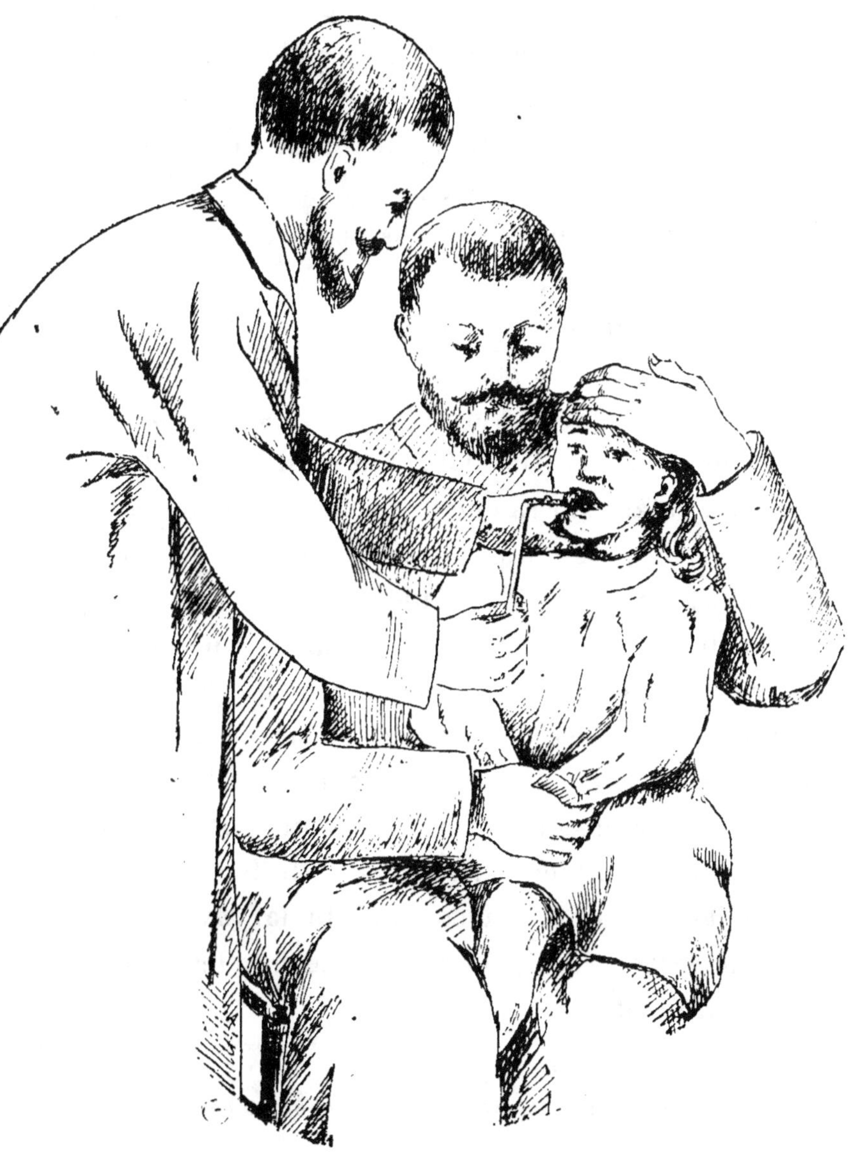

Fig. 21. — Position pour l'intubation.

les bras maintenus relevés sur la tête (Cartens). L'aide

obtiendra d'une autre façon l'immobilisation du sujet hors du lit. Il s'assoiera sur une chaise, maintiendra les jambes de l'enfant transversalement entre les siennes, lui appuyera le dos contre sa poitrine et son épaule gauche, lui tiendra les mains de sa main droite maintenue en même temps au niveau de l'hypogastre et lui redressera la tête de sa main gauche mise à plat sur le front (fig. 21).

C'est la position adoptée après la trachéotomie pour le changement de la canule externe.

On peut encore faire ainsi l'immobilisation du sujet (B. Unterhoïzner). Un aide, une garde par exemple, asseoit l'enfant sur sa cuisse gauche, lui maintient les pieds par la pression des deux cuisses. Du bras gauche elle tient le petit malade à bras le corps, de la main droite elle lui saisit les mains. Une seconde garde debout, placée derrière celle qui est assise, maintient en place de la main gauche l'écarteur des mâchoires ; de la main droite elle fixe la tête.

On doit ne pas oublier de maintenir le chef de l'enfant bien droit, bien vertical, de cette façon l'axe de la cavité buccale fait avec celui du larynx un angle droit ouvert en avant, et facilite beaucoup les manœuvres d'intubation.

3° — Antisepsie du champ opératoire.

L'antisepsie du champ opératoire, aussi nécessaire que pour la trachéotomie, demande dans l'intubation certains ménagements. L'état du sujet peut nous forcer à ne pas trop insister. Dans tous les cas, il faudra toujours apporter dans la manœuvre une grande légèreté de touche.

Lorsqu'on ne sera pas talonné par l'urgence, lorsque le malade sera suffisamment grand et docile pour nous seconder, on fera précéder l'opération d'un nettoyage soigné de la cavité bucco-pharyngienne.

Si le sujet peut se gargariser, on profitera de cette possibilité, autrement on fera un lavage au moyen d'un irrigateur à l'aide d'une solution antiseptique, par exemple d'acide borique à 4 0/0.

Si le temps le permet, on procédera à l'égoupillonnage du pharynx et on y fera les attouchements habituels.

Lorsque l'état du sujet ne nous laisse pas une telle liberté d'action, on se contente de passer sur toute la région bucco-pharyngienne un tampon d'ouate hydrophile imbibée d'une solution antiseptique, permangante à 2 0/00, sublime au dix millième. On a soin pendant ce nettoyage de pénétrer jusqu'en arrière et en bas, derrière la langue, sur l'ouverture supérieure du larynx.

Pour s'aider dans ces derniers soins, on pourra ne les pratiquer qu'après avoir placé l'écarteur des mâchoires immédiatement avant l'opération, comme une sorte de prélude.

4° — Antisepsie des instruments.

Bien que le tubage ne constitue pas une opération sanglante, il n'exige pas moins qu'on prenne pour les instruments les mêmes soins d'asepsie ou d'antiseptie mis en œuvre dans la trachéotomie.

L'absence de tout instrument tranchant permet d'avoir recours à l'ébullition simple pour toutes les pièces métalliques, soit dans l'eau salée, soit dans la soude au centième (Bergmann).

On préparera toujours deux et même trois tubes de calibre différent, tous à l'avance munis de leur fil, de façon à pouvoir prendre immédiatement un tube de calibre inférieur, si le gros tube essayé d'abord paraît ne pouvoir entrer sans effraction.

La stérilisation des appareils peut se faire à l'étuve, comme M. F. Terrier le recommande. Il emploie l'étuve à la glycérine de Mally, avec laquelle on obtient 125 à 130°. Au sortir de l'étuve on plonge les instruments dans une solution concentrée et bouillante de nitrate de soude à 4 kilogrammes pour 5 litres d'eau. Le mieux serait d'avoir une boîte métallique renfermant tout l'arsenal chirurgical nécessaire à l'intubation, qu'on peut ainsi stériliser tout à la fois.

On peut, dans tous ses préliminaires, se conformer aux recommandations faites à propos de la trachéotomie, dont la répétition ferait ici double emploi.

On pourrait, comme l'a proposé M. Isch-Wall pour les instruments en général, tremper les tubes dans l'éther salolé. L'évaporation fait disparaître l'éther, il reste sur la surface des objets une mince couche de salol.

Au moment de l'emploi, on revêt le tube d'un corps gras antiseptisé ou de glycérine de même nature.

Le phénol sulforiciné convient bien à cet usage. Du reste, les règles prescrites pour les canules de trachéotomie trouvent ici leur application.

5° — Asepsie et antisepsie de l'opérateur et de ses aides.

Pour tous les soins préliminaires qui ont rapport à l'asepsie et à l'antisepsie de l'opérateur et de ses aides, il n'y a qu'à se soumettre aux précautions de rigueur aujourd'hui dans toute intervention chirurgicale, si minime qu'elle soit.

Ces préliminaires comprennent le savonnage, le brossage énergique des mains, le lavage dans une solution de permanganate de potasse à 2 0/00 et leur rinçage dans de l'eau bouillie additionnée de quelque goutte de bisulfite de soude ou d'acide chlorhydrique.

Enfin un dernier lavage au sublimé à 1 0/00 complète cette mise en état des mains.

IV. — Anatomie de la région.

Les connaissances anatomiques qui doivent nous guider dans l'intubation se réduisent à des notions assez simples, possibles à acquérir sans dissection préalable (fig. 22).

Pour pénétrer dans le larynx par son ouverture supérieure, on doit traverser toute la cavité buccale depuis les lèvres et les arcades dentaires jusqu'à l'épiglotte.

Pendant les manœuvres d'intubation, la bouche étant maintenue ouverte, on a sous les yeux le plancher de la bouche, limité en dehors par les arcades dentaires et recouvert par la langue.

En arrière de cet organe, entre sa base et l'épiglotte, s'étend une région triangulaire, partagée en deux fossettes par les replis glosso-épiglottiques, médian et latéraux.

Le doigt reconnaîtra ces fossettes pour empêcher le tube de s'y égarer et de faire une tentative vaine d'introduction, comme lorsque, dans le cathétérisme de la trompe, on s'avanture dans la fossette de Rosen-Müller.

Au niveau de la base de la langue, la muqueuse a l'aspect mamelonné par suite de la présence d'un groupe important de follicules clos; elle redevient lisse en passant sur les fossettes rétro-linguales.

Des arcades dentaires à l'épigloite, on mesure environ 10 à 12 centimètres chez l'adulte.

En arrière de la base de la langue, sur la ligne médiane, vient s'attacher l'épiglotte. La forme de cet opercule varie à l'état physiologique ce qui a fait distinguer des épiglottes en feuille sèche, en feuille de pour-

pier (Winslow), en spatule, en tablier de cuir, en
trompe d'éléphant, en chapeau de gendarme, en oreille
de lapin, en mitre d'évêque. A l'état pathologique,

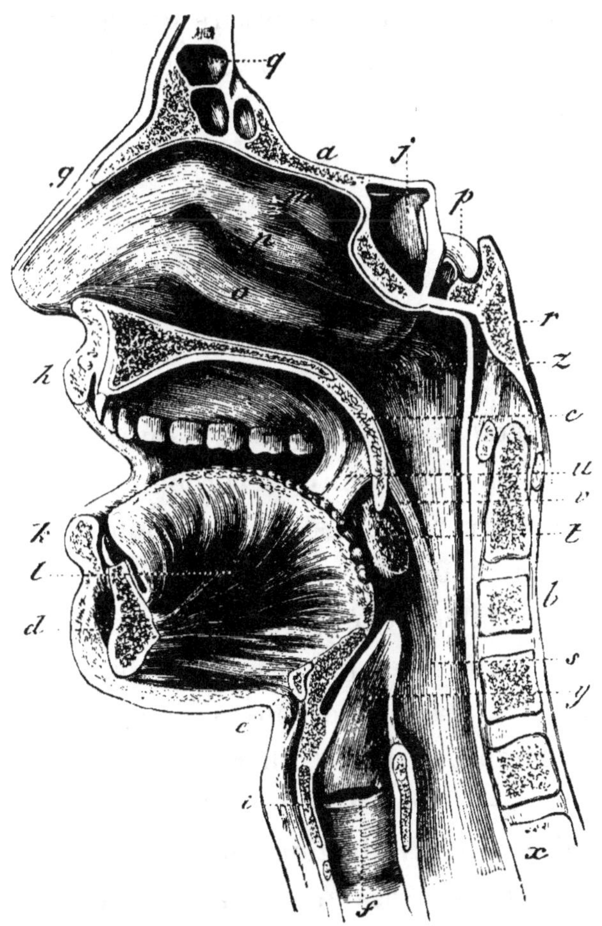

Fig. 22. — Bouche et pharynx.

kh, ouverture buccale ; *l*, langue ; *d*, machoire inférieure ; *e*, os hyoïde ;
y, épiglotte ; *f*, cavité du larynx ; *c*, voile du palais ; *u*, pilier antérieur ;
v, pilier postérieur ; *t*, amygdale ; *z*, ouverture de la trompe d'Eustache.

elle subit une foule d'altérations. Infiltrée par l'œdème,
l'épiglotte a été dite en phimosis ou en paraphi-
mosis.

En arrière de l'épiglotte s'ouvre le larynx bordé en
dehors par les replis aryténo-épiglottiques et en arrière par la saillie des cartilages aryténoïdes.

C'est cette région de l'ouverture du larynx que le
doigt, guide de l'opérateur, doit s'habituer à bien reconnaître.

V. — Manuel opératoire.

Le tube choisi, préalablement adapté à l'introducteur, le renflement en bec de la tête tourné en arrière
du côté du malade, et muni d'un cordonnet fort de soie,
long de 40 à 50 centimètres, l'enfant roulé, les bras le
long du corps, dans une couverture ou dans un drap,
et assis sur la table d'opération ou tenu droit, soit dans
les bras, soit entre les jambes d'un aide, l'opérateur
commence les manœuvres opératoires, proprement
dites, qui comprennent les différents temps suivants :

1er *Temps.* — *Écartement des mâchoires.* Ce temps,
préliminaire à l'introduction, peut s'effectuer soit
avec l'écarteur américain, soit avec le doigt coudé
métallique de M. Bouchut, le doigtier évidé latéralement de M. Ferroud, ou tout autre instrument capable de maintenir la bouche ouverte, sans glisser ni
déraper. Un aide peut le maintenir en place. Avec
un instrument qui tient bien, on peut éviter cette assistance.

2ᵉ *Temps*: *Introduction de l'index gauche conducteur.*
— Ce temps s'exécute sans ou avec anesthésie locale.
Dans ce cas, on pratique, cinq minutes environ avant
le début de l'opération, un badigeonnage de la région
de l'ouverture supérieure du larynx avec la solution
suivante :

Chlorhydrate de cocaïne. . . .	1 gramme.
Acide phénique	1 —
Eau.	20 —

Cette anesthésie préalable obtenue, on pousse l'index gauche jusque sur l'ouverture supérieure du
larynx en relevant l'épiglotte ; on reconnaît cet opercule qu'on refoule en avant et les cartilages aryténoïdes qu'on écarte en arrière et l'on maintient le doigt
sur le côté droit dans l'angle formé par l'épigotte et
le ligament aryténo-épiglottique, en évitant de boucher
ainsi la lumière du conduit aérien.

C'est à ce moment que les auteurs, qui emploient
le miroir laryngien, mettent cet instrument en place.

Chez l'enfant cette tentative a bien des chances de
ne pas réussir. C'est une complication qui encombre
peu utilement le manuel opératoire.

3ᵉ *Temps*: *Introduction du tube.* — Ce troisième temps
comprend l'introduction du tube monté sur son mandrin et muni d'un fil passé dans le trou de son extrémité supérieure. La main droite, le manche dans la
paume, l'index sur le dos de l'instrument près de la
courbure, le manche de l'intubateur d'abord parallèle
au sternum, on va à la recherche de l'orifice supérieur

du larynx, guidé par l'index gauche resté en place, faisant l'office de conducteur; puis, petit à petit, à mesure que le tube chemine dans le larynx, on relève la main, le manh e de l'instrument décrit ainsi une courbe analogue, mais en sens inverse, à celle qu'on fait parcourir à une sonde uréthrale dans le cathétérisme.

Lorsque le tube est bien en place on peut, comme faisait Bouchut, fixer le fil au dehors ou bien l'enlever comme on semble le préférer.

On retire doucement l'intubateur sans secousse, pour ne pas ramener le tube avec lui. L'index gauche appuie sur l'extrémité du tube pour le maintenir en place, tant que le mandrin et le fil ne sont pas retirés.

4° *Temps : Extraction du tube.* — La permanence du fil permet d'enlever facilement le tube, sans l'aide d'aucun instrument, mais peut être cause de sa sortie prématurée et de gêne pour l'enfant.

M. O'Dwyer et ses imitateurs, pour extraire le tube, introduisent dans son intérieur un instrument à valves divergentes qui sert à opérer la traction. La pince de M. Gersuny ou celle de M. Ferroud remplit le même office.

Pour faire cette extraction, on place l'écarteur des mâchoires, ou l'on s'arme du doigtier métallique, l'index gauche va reconnaître l'ouverture supérieure du larynx et la tête de clou formée par l'extrémité du tube supérieure. Sur ce doigt conducteur on glisse l'extracteur tenu de la main droite et l'on vient introduire son extrémité dans la fente de la partie supérieure du tube. Lorsqu'on a pénétré dans cet orifice, on fait diverger les extrémités de l'instrument en rapprochant les branches opposées et l'extracteur tient dans le tube. Une traction douce ramène hors du larynx le tube au bout de l'extracteur.

Tel est le manuel opératoire de l'intubation. Avec quelque exercice, on arrive facilement à se faire la main. De tous les temps, l'extraction est considérée comme le plus difficile, ce qui n'étonne nullement lorsqu'on considère la petitesse de la fente dans laquelle on doit introduire l'extracteur.

Comme on le recommande, il est prudent aussitôt l'intubation opérée, avant de couper le fil, de faire avaler quelques gorgées de grog ou de café, afin de se rendre compte si le tube n'est pas obstrué, si la toux ne le déplacera ou ne le rejettera pas. Dans ce dernier cas, on replace immédiatement un tube d'un calibre supérieur.

Laryngo-phantôme. — Pour s'exercer à la pratique de l'intubation, M. Heubner (de Leipzig) (1) a proposé de construire un laryngo-phantôme ainsi composé :

On enlève, sur un cadavre d'enfant, la trachée, le larynx et toutes les parties molles de voisinage comprenant l'œsophage, le pharynx. On détache par une section nette le voile du palais à son insertion à la voûte palatine et l'on coupe le pharynx au même ni-

(1) HEUBNER, *Iahrbuch der Kinderheilkunde*, 1893, Bd. xxxvi, p. 161.

veau ; on enlève en même temps toute la langue avec son plancher.

On régularise la disection et l'on fixe la pièce dans un morceau de liège échancré de telle sorte qu'il soutienne, dans une portion verticale. la préparation en arrière en doublant le pharynx et l'œsophage.

Un prolongement horizontal, plein, supérieur en forme de voûte sert d'attache au voile du palais et permet de tendre les piliers. Un autre prolongement horizontal perforé en arrière laisse passer l'œsophage et le conduit laryngo-trachéal ; sur sa face supérieure vient s'appuyer la langue qu'on maintient en place en fixant tout autour la muqueuse du plancher de la bouche.

Les parties ainsi disposées, on peut répéter sur cet appareil les manœuvres de l'intubation, dans des conditions assez semblables à celles qui s'offre sur le vivant. Dans l'intervalle des séances on plonge la pièce entière dans un liquide conservateur.

Au bout d'un certain temps et d'un certain nombre d'exercices d'intubation, on fixe une nouvelle préparation, disséquée comme la première, à la place de celle-ci mise hors d'usage.

Un autre modèle de laryngo-phantôme, proposé par M. A. Schlossarek (1), consiste dans un larynx de caoutchouc élastique placé dans le phantôme ordinaire.

---

(1) A. SCHLOSSAREK. *Demonstration eines Phantoms zur Erlernung der Intubation* (*k. k. Gesellschaft der Aertze in Wien*, 5 janvier 1894).

Pour les exercices, tous ces appareils peuvent avoir leur intérêt, mais il ne peut remplacer les manœuvres qu'on répète sur un sujet et l'avis du professeur von Schrötter, de Vienne : *Für einige Kreuzer einen armen Jungen zu dingen*, « de payer quelques sous à un pauvre garçon », nous permet de nous mettre dans des conditions de réalité bien plus satisfaisantes. On arrive facilement à se procurer un tel sujet.

Dans les exercices sur le cadavre on opère sur des tissus rigides, qui ne donnent pas l'idée de l'opération sur les vivants.

Il n'y a pas à arguer de la difficulté opératoire ; elle n'existe pas. M. le Dr Galatti (de Vienne) nous a affirmé que le plus inexpérimenté des étudiants réussit une intubation dès les premières tentatives. M. le Dr P. Ferroud note qu'à Lyon, il a vu les internes et les externes des hôpitaux de cette ville introduire correctement le tube dans le larynx à leur deuxième ou troisième tentative, parfois dès la première.

Si l'opération demande un apprentissage, on ne peut le désirer plus court.

1° -- Résultats immédiats.

Dans la grande majorité des cas le résultat immédiat de l'intubation laryngée est des plus favorables. Dès que le tube est en place, toute trace d'asphyxie disparaît. L'irritation de la muqueuse par le premier contact avec le tube provoque une quinte de toux plus ou moins forte, pendant laquelle l'enfant rejette des mucosités et parfois quelques débris de fausse membrane.

Après ce premier acte de révolte, le larynx supporte très bien la présence du corps étranger dans son intérieur et l'enfant, assis sur son lit, se met à jouer tranquillement, le teint naturel et rosé (Bouchut). Il ne se plaint d'aucune douleur, mais d'une certaine gêne au niveau de la région laryngée ; il peut parler à voix basse, mais non causer normalement, comme on l'a fait dire par exagération à Bouchut, qui n'avait rien écrit de cela.

« A l'instant, l'enfant, dont la voix était aphone, put parler d'une voix plus forte qu'avant d'avoir sa canule. Il articulait d'une façon gutturale, mais assez fortement pour qu'on l'entende, et il nous disait : « Otez-moi cela ! » En même temps la toux éteinte était remplacée par une toux plus forte et plus éclatante. »

2° — Maintien ou ablation du fil.

Le fil passé dans le trou percé à l'extrémité renflée du tube peut, selon les opérateurs, être maintenu en place ou enlevé, comme semble l'adopter la plupart.

Un certain nombre d'auteurs, même à l'heure actuelle et beaucoup plus au début de l'intubation, ne coupaient pas le fil et le fixaient, soit les deux chefs réunis sur une des deux joues maintenus au dehors par un morceau de diachylon, soit noués autour du cou (Bouchut).

La présence du fil à l'inconvénient de provoquer la salivation et la production d'eczéma ou de fissures de la commissure labiale sur laquelle il passe, ce qui ne compense pas l'avantage qu'elle donne au moment de l'ablation du tube et pour s'assurer que le tube est bien en place.

3° — Difficultés opératoires.

Dans l'ouverture de la bouche. — La plupart des sujets, les enfants surtout, opposent de la résistance au moment de l'ouverture de la bouche. Il faudra mettre en œuvre tous les subterfuges usités en pareil cas : tromper la vigilance du sujet, lui pincer le nez pour le forcer à ouvrir la bouche, enfin recourir à la force, mais avec douceur, lui écarter les arcades dentaires à l'aide d'une cuiller introduite à plat et redressée ou user de la pince de Legroux, si on l'a.

C'est là une difficulté générale ; mais parfois on rencontre des sujets qui ne peuvent pas ouvrir largement les mâchoires par suite du peu de laxité de leur articulation temporo-maxillaire.

En pareille occurence, on sera forcé de se contenter du maximum d'ouverture possible ; au delà, on luxerait le maxillaire inférieur.

On sera un peu gêné dans les manœuvres, voilà tout. Du reste, Bouchut et, depuis, M. Bell (1), ainsi que

(1) Bell, *Journal of american med. Association*, août 1890.

M. P. Ferroud suppriment le baillon. **M. P. Ferroud**
se sert d'un doigtier, comme faisait Bouchut.

Dans le redressement de l'épiglotte. — La difficulté
de redresser l'épiglotte avec l'index gauche peut tenir
soit à une anomalie de l'opercule, soit à l'œdème des
tissus.

Dans le premier cas on peut arriver, avec quelque
patience, à découvrir l'orifice supérieure du larynx.

Si l'on n'y parvient pas, on essaie de passer au-dessous de l'épiglotte en introduisant le tube latéralement, dans une position oblique.

Contre l'œdème des replis aryteno-épiglottiques, il
n'a rien à faire, qu'à renoncer à l'intubation et à pratiquer la trachéotomie séance tenante.

Pourtant, le Dr Massei (de Naples) a pu, malgré la
présence d'abcès endo-laryngiens, achever, dans un
cas difficile, la mise en place du tube, grâce à l'ouverture et à l'évacuation de la poche purulente. Il ne
s'agissait, du reste, pas de croup.

Dans l'introduction du tube. — On doit entrer le
tube sans forcer. S'il ne pénètre pas, c'est que son
calibre excède celui du larynx.

Sans perdre de temps, on doit changer le premier
tube contre un plus petit.

D'après M. Sigfr. Schweiger, l'introduction serait
surtout difficile chez les enfants de deux ans.

Chez certains sujets nerveux très impressionnables,
chez les petites filles grandelettes, on peut craindre,
sous l'influence de l'excitabilité générale, un certain

degré de spasme glottique. Dans ces cas, un peu de patience, une attente de la cessation du spasme, au besoin, l'administration d'un peu de chloroformes permettent de venir à bout d'une intubation initialement mal aisée.

Dans l'extraction du tube. — C'est là le point délicat de l'intubation que l'extraction ; on ne peut nier la difficulté.

On a dû parfois renoncer à enlever le tube. Cette difficulté de l'extraction disparaît en grande partie avec les améliorations apportées dans l'instrumentation. L'évasement de l'ouverture des tubes, correspondant à la réunion en un seul instrumeut de l'intubateur et de l'extubateur, permet d'arriver, avec bien moins de tâtonnements, à introduire le bec de la pince dans la lumière du tube.

4° — Fautes opératoires.

1° PENDANT L'INTRODUCTION. — *Erreur d'introduction : tube dans l'œsophage, dans le ventricule du larynx.*

Dans l'œsophage. — Lorsqu'on ne commence pas assez tôt à relever le manche du mandrin, le tube glisse sur la région aryténoïdienne et pénètre dans l'œsophage au lieu d'entrer dans le larynx.

On est prévenu de cette erreur de voie par trois phénomènes, deux négatifs, absence d'amélioration dans l'état dyspnéique, absence de bruit métallique respiratoire et par un troisième positif, le raccourcissement progressif du fil par suite de la déglutition du tube.

Pour éviter cette faute d'introduction due au manque d'expérience, il faut faire changer de direction à l'instrument, dès qu'on sent, avec l'index gauche, l'extrémité du tube bien au niveau de l'ouverture supérieure du larynx.

Lorsqu'on l'a commise, on peut facilement réparer son erreur. On retire le tube à l'aide du fil passé dans sa tête et l'on recommence l'intubation.

Dans le ventricule du larynx. — On peut parfois donner au tube une direction bien plus préjudiciable au malade. Au lieu de pénétrer directement, l'appareil s'engage obliquement et son extrémité inférieure va buter dans un des ventricules du larynx.

Si l'on ne s'aperçoit pas à temps de cette fausse manœuvre et qu'on mette un peu trop de force dans sa tentative d'intubation, on risque de léser les tissus et de déchirer la muqueuse; la fausse voie devient fausse route.

Cet accident n'est possible que lorsqu'on ne maintient pas l'intubateur exactement sur la ligne médiane.

Si la difficulté, que rencontre l'intubation dans de telles conditions, ne nous fait pas soupçonner la mauvaise direction dans laquelle on s'engage, on sera prévenu non seulement par l'absence de bruit canulaire, mais surtout par l'augmentation de la dyspnée, par l'apnée du sujet, qui nous indique d'enlever immédiatement l'appareil.

Le tube retiré revient parfois teinté de sang. Après son ablation, la respiration s'améliore à moins que le sujet n'ait été pris de syncope respiratoire.

Les préceptes suivants nous garantirons contre cet accident : tenir l'intubateur exactement sur la ligne médiane, ne pas obliquer ses faces, n'employer jamais de force.

Toutes les recommandations de mise pour le cathétérisme uréthral s'appliquent au cas présent.

Il s'en faut cependant, comme le fait remarquer M. P. Ferroud (1) qu'on puisse toujours, au commencement des manœuvres, tenir bien exactement l'instrument sur la ligne médiane. La voussure de la langue, la présence de l'index, obligent souvent, par le manque relatif de place, à pencher le manche de l'introducteur et à obliquer sur la droite. Cette position fautive ne dure qu'un temps, au début, tant que le bec du tube n'a pas rencontré l'orifice supérieur du larynx. Jusque-là la rectitude ou l'obliquïté de l'intubateur n'entraîne pas grand inconvénient. C'est à partir du moment où de la cavité buccale le tube va s'engager dans le larynx, que la rectitude s'impose et que l'opérateur doit rectifier la position. Ce qui pouvait se tolérer jusque-là, devient, à partir de ce moment, formellement interdit, sous peine de courir à un échec prévu.

2° PENDANT L'EXTRACTION. — *Fausse route de l'extrac-*

(1) *Loco citato*, note p. 40.

teur : Il arrive qu'on croit faire pénétrer l'extracteur dans l'orifice supérieur du tube qui a séjourné dans le larynx, tandis qu'on a dévié et qu'on a introduit le bec de l'instrument entre le tube et le larynx. Si, à ce moment, on tente d'ouvrir les branches de l'extracteur, on n'arrive, si l'on y met trop de force, qu'à lacérer la muqueuse sans pouvoir aucunement extraire le tube.

Les tissus blessés donnent issue à une certaine quantité de sang et l'hémorrhagie s'aggrave parfois lorque les organes sont le siège d'une inflammation intense.

Cette faute reconnaît pour cause d'abord l'excès de force employée. Un cathétérisme n'est pas une effraction; l'intrument doit se guider lui-même; on doit le soutenir et non le pousser.

Si l'on tient l'instrument bien sur la ligne droite et bien droit, sans le pencher ni à droite ni à gauche, on ne l'insinuera pas sur les côtés du tube.

VI. — Accidents.

1° — Accidents pendant l'intubation.

APNÉE, SYNCOPE RESPIRATOIRE: *Par le doigt indicateur.* — Cet accident reconnaît plusieurs causes.

Le doigt conducteur, l'index gauche, destiné à faire sentinelle près de l'orifice supérieur du larynx, ne doit pas boucher la lumière du conduit aérien; sans cela il ferme la porte déjà si peu entre-bâillée et augmente la dyspnée, s'il ne s'efface à temps.

Par la lenteur de l'introduction. — D'autres fois, les tâtonnements dans l'introduction font marcher l'opération avec trop de lenteur.

Avec l'appareil de M. O'Dwyer, le mandrin obture le tube, de sorte que, pendant les manœuvres, c'est un corps plein qu'on tient dans le larynx. On comprend que la respiration déjà compromise s'accomode peu de cette obturation, lorsqu'elle excède quelques secondes.

L'exercice donnera l'habileté nécessaire. Du reste, mieux vaudra cesser l'introduction momentanément pour la reprendre ensuite, après avoir fait revenir le malade à un meilleur rythme respiratoire.

Avec le mandrin de Bouchut, on avait l'avantage de permettre la respiration pendant l'opération, par suite de la forme de sonde creuse qu'avait adopté le créateur de l'intubation. Il y aurait intérêt à revenir à un mandrin plus ou moins analogue, mais creux en tout cas. Cet avantage, la pince du Dr P. Ferroud nous le présente.

Par refoulement de fausse membrane. — Les adversaires de l'intubation ont fait de cet accident, théoriquement prévu, leur grand cheval de bataille. Voici à quoi ce fait se réduit.

M. Bókai a vu deux fois cet accident sur cent neuf intubations, M. Siegfr. Schweiger quatre fois sur soixante-dix cas.

Malgré la gravité de l'accident, MM. O'Dwyer et Brown Dillon n'ont pas eu de mort par cette cause, sur six cents intubations; au Carolinen-Kinderhospital de Vienne, M. Siegfr. Schweiger n'en a pas observé non plus.

Lorsque l'asphyxie reconnait pour cause le refoulement par le tube d'une fausse membrane et que le tube a été rapidement retiré, il peut se passer deux choses : ou bien la fausse membrane est rejeté et l'on peut récidiver le tubage, ou bien l'asphyxie continue ; dans ce cas, on n'a plus qu'une ressource, la trachéotomie immédiate, qui seule permet, dans ces circonstances, l'expulsion de la fausse membrane.

2° — Accidents et complications après l'opération.

Expulsion du tube. — Il arrive que, dans une quinte de toux, le tube sort du larynx et que l'enfant le rejette au dehors. La vue d'un objet brillant, comme le tube doré, fait que l'enfant attire l'attention sur ce point ; il est rare que la crainte le retienne. A la suite de cette expulsion, l'asphyxie peut réapparaître et le sujet se trouver dans la même situation qu'avant le tubage. Toutefois, dans un nombre assez grand de cas, l'urgence d'une nouvelle intubation peut tarder jusqu'à vingt-quatre heures (Siegfr. Schweiger); cependant, une fois la situation était si menaçante qu'on dût faire la trachéotomie ; mais une fois aussi, le tube expulsé avec une fausse membrane, trois heures après l'intubation n'eut pas besoin d'être introduite à nouveau.

Arrachement du tube. — Lorsqu'on laisse le fil passé dans l'extrémité supérieure du tube, l'enfant peut le tirer et enlever le tube. On recommande d'attacher les mains le long du corps ; toutefois, à partir de quatre ans, on peut obtenir des enfants assez de docilité pour ne pas recourir à ce moyen ; chez les plus petits, on colle un emplâtre sur le fil.

Déglutition du tube. — Cet accident possible n'a qu'une fréquence minime ; il n'entraine pas de complication. Le tube traverse l'estomac, glisse dans l'intestin, est expulsé par les garde-robes.

Chute du tube dans la trachée et les bronches. — Accident théorique, possible seulement avec un tube choisi trop petit.

Obturation du tube. — Lorsque les sécrétions de la trachée épaississent, ou lorsqu'une fausse membrane engagée dans le tube en obture la lumière, le malade peut être en danger d'asphyxie.

Les inhalations fluidifient les sécrétions, les efforts de toux sont capables d'expulser sécrétions et fausses membranes.

Si la respiration s'embarrasse, l'ablation du tube s'impose ; elle est souvent suivie de l'expulsion du corps obstruant, comme l'a montré M. J. Bókai (1).

(1) Johann Bókai, *In welchem Verhältnisse findet bei der O'Dwyerschen Intubation die Hinablossung der Pseudo-membranen und die Verstopfung des Tubus statt und welche Bedeutung haben diese*

Le tube nettoyé peut alors être remis en place.

Mais si, après l'extraction du tube, l'asphyxie continue, il y a indication à trachéotomie.

Cet accident n'est pas fréquent, ni très dangereux, puisqu'il n'y a guère de cas de mort de ce fait.

M. Bókai a fait de sa fréquence, le relevé suivant :

1887	Fergusson	»	1
1888	Tiersch.	31	1
—	Graser	4	2
1889	Guyer	27	1
—	Ganghofner	41	6
—	Ranke	65	2
1890	Widerhofer	42	1
1892	von Muralt et Baer	74	1
—	Naughton	143	1
1893	Schweigger et Hutten-brenner	70	2
	sur	497	18 fois

Section du fil. — C'est plutôt un incident qu'un accident que la section du fil.

Les auteurs sont encore partagés pour savoir si l'on doit laisser en permanence le fil passé dans la tête du tube. Si on le laisse, il peut être coupé par les dents de l'enfant.

Pneumonie de déglutition. — On en a beaucoup parler au début; mais, avec des précautions, il est bien rare que les aliments pénètrent dans les voies respiratoires suffisamment loin.

Broncho-pneumonie. — Cette complication se ren-

Complicationen? (Iahrb. für Kinderheilkunde, juin 1894, Bd. xxxviii, H. I., p. 82).

contrerait un peu moins que dans la trachéotomie.
Avec la notion des infections secondaires, on comprend quel rôle indirect joue seulement l'intubation.

Pneumorragie. — Dans un cas d'intubation, M. H.
Mackenzie a observé, six heures après l'opération, la
mort par hémorragie foudroyante. Bien qu'il y ait eu à
l'examen une érosion de l'artère et de la veine thy-
roïdiennes inférieures, il n'attribuait pas la mort à
ces lésions, mais à la pneumorragie comme elle se
produit parfois après la trachéotomie, même sans
lésion pulmonaire appréciable, par suite de la pression sanguine considérablement accrue dans les capillaires pulmonaires peu résistants à cause de l'infection diphtérique même.

Ulcérations laryngées ou trachéales, dites de décubi-
tus. — On a reproché à l'intubation de provoquer, par
suite de la pression permanente du tube, des escares et des ulcérations consécutives, en particulier au
niveau où le cylindre, à sa partie inférieure, vient
buter en avant contre la trachée.

Cet inconvénient a pu au début, avec les premiers
modèles de tubes, se présenter assez fréquemment;
aujourd'hui ces lésions de décubitus, en général assez
limitées, ne s'observent que dans un nombre de cas
relativement assez restreint.

Sur soixante-douze autopsies, M. Bókai n'en a noté
qu'une seule fois; M. Northrup, sur cent sept, vingt
fois. Dans son mémoire récent, le Dr Siegfried Schwei-

ger (1) n'a rencontré, sur trente-neuf cas, qu'une seule lésion de ce genre. L'enfant avait gardé l'appareil cent onze heures ; il y avait au côté droit de l'épiglotte à la pointe une ulcération de la grosseur d'une moitié de lentille et une autre perte de substance plus bas sur la ligne médiane, mettant à nu les 4, 5 et 6e cartilages trachéaux sur étendue du diamètre d'un grain de millet.

Raucité de la voix. — Cette altération de la voix ne persiste pas au delà de quelques semaines.

Une fois, M. Siegfried Schweiger a vu, chez un enfant intubé à cinq reprises pendant une durée totale de soixante-deux heures, la raucité persister deux mois, d'après les renseignements donnés par la mère. Les autres opérés qu'il a pu revoir parlaient normalement et l'examen laryngoscopique pratiqué par M. Ronsburger ne révélait rien d'anormal.

Rétrécissement du larynx. — Une sténose laryngée ultérieure reconnait parfois pour cause une intubation trop prolongée. Connaissant l'origine, on peut y obvier.

VII. — Soins consécutifs.

1° — Inhalations.

Après l'opération, comme après la trachéotomie, il

(1) SIEGFRIED SCHWEIGER, *Die Intubation bei diphtherischer Larynxstenose* (*Jahrbuch für Kinderheilkunde*, N. F. B. xxxvi, 3, H., août 1893, p. 245).

est bon d'entretenir une atmosphère un peu humide dans la chambre. On peut employer le spray phéniqué (Renou), ou bien encore d'autres préparations comme l'acétate d'alumine à 1 0/0 (Siegf. Schweiger) ou le chloro-borate de soude à 5 0/0 (Unterholzner), etc.

2° — Alimentation.

De l'aveu même de M. O'Dwyer (1), la difficulté de l'alimentation représente le plus gros inconvénient de l'intubation. Chez certains sujets, la déglutition des liquides provoquent des quintes de toux à chaque tentative ; quelques-uns arrivent par l'exercice à une certaine habileté ; rares sont ceux qui peuvent boire aussitôt après l'opération sans tousser peu ou prou.

M. Waxham a recommandé, pour faciliter l'alimentation, de placer le tube, la partie antérieure en arrière.

M. Casseberry (de Chicago) a proposé de faire manger les enfants la tête déclive. A Lyon, M. Rabot s'est bien trouvé de ce procédé, malgré la mauvaise volonté de certains sujets à s'y prêter.

En général, on se voit contraint de renoncer à l'ingestion des liquides et à se contenter de bouillies épaisses, de purées. Les aliments solides sont assez bien supportés.

Pour calmer la soif, on fait sucer des petits morceaux de glace.

(1) O'DWYER, *Medic. Record*, juin 1887.

Parfois on peut retirer le tube un temps suffisant pour permettre à l'enfant de prendre son repas; mais, même sans son tube, il ne peut quelquefois pas avaler normalement les liquides.

Il faut, en fin de cause, recourir à la nourriture par la *sonde* ou aux *lavements nutritifs*.

On ne doit pas négliger l'alimentation. Un diphtérique qui ne se nourrit pas est un diphtérique en imminence de déchéance. Il voit sa résistance au poison bacillaire diminuer.

3° — Surveillance.

La question de surveillance a donné lieu à des polémiques, quelquefois même personnelles, par suite d'opinions diamétralement opposées. Le débat porte en soi un intérêt de premier ordre. La nécessité absolue d'une surveillance médicale permanente interdirait complètement la pratique de l'intubation en dehors de l'hôpital.

M. Bókai (de Budapest) a relaté six opérations faites en ville, sans incident ni accident; M. Demetrio Galatti (1) (de Vienne) quatre, dans de petits logements et sous la seule garde de la mère, puis quinze nouveaux cas.

M. Pauli [de Lubeck] (2) attaque cette pratique et de-

---

(1) DEMETRIO GALATTI, *O'Dwyer's Intubation als Ersatz für die Tracheotomie bei der diphtherischen Larynxstenose* (*Allg. Wiener medizinische Zeitung*, 1892).

(2) *Therapeutische Monatshefte*, 1893, mai, p. 239, juillet, p. 377.

mande : 1° la surveillance permanente d'une garde expérimentée, qui sache, en cas d'urgence, enlever le tube obturé qui menace le sujet d'asphyxie ; 2° la possibilité d'avoir un médecin, au minimum en une demi-heure.

Ces exigences ne manquent pas de sagesse, aussi ne peut-on que conseiller de les remplir. Il n'est pas si difficile de le faire qu'on pourrait le croire au premier abord.

On fait l'intubation en Amérique d'une façon assez courante en ville ; on la pratique de même hors de l'hôpital en Allemagne (Siegfr. Schweiger, Heubner), en Italie (Egidi et Massei) ; on l'a même exécutée en France dans la clientèle privée (Jacques).

Sur soixante-huit intubations, M. Siegfr. Schweiger a constaté six fois la possibilité d'un accident probablement mortel si le médecin n'avait pu être là ; toutefois, il faut remarquer que, dans son service de garde à l'hôpital, il n'a été appelé qu'une seule fois pour un intubé.

Il est possible à l'hôpital de dresser un personnel pour la surveillance des opérés par l'intubation ; ce personnel peut être utilisé en ville ; mais, à son défaut, on peut arriver à donner l'expérience nécessaire pour enlever le tube au besoin à des garde-malades intelligentes et même aux mères de famille (Dr Galatti).

Changement du tube. — Certains auteurs, M. Mount Bleyer (1) entre autres, posent comme règle d'enlever le tube chaque jour.

(1) Mount Bleyer, *New-York medical Journal*, 2 février 1889.

Cette pratique permettrait d'éviter les principaux inconvénients de l'intubation.

Les ulcérations du larynx et principalement celles de la trachée seraient ainsi exceptionnelles.

On profiterait de l'absence du tube pour alimenter le malade, capable, dans ces conditions, d'avaler des aliments liquides et pour nettoyer le pharynx à l'aide d'une solution de bicarbonate de soude puis d'eau oxygénée à 15 0/0.

Du reste, le séjour du tube dans le larynx peut parfois être prolongé au grand bénéfice du malade. Il s'agit peut-être là d'une affaire de terrain et de susceptibilité individuelle et aussi de genre d'affection.

Dans un cas non plus de croup, mais de laryngite tuberculeuse, lésion ulcéreuse au premier chef, on peut maintenir le tube en place pendant dix semaines (1). L'intubation fut très facile ; aucune gêne causée par la présence prolongée du tube. L'état du malade sembla au contraire s'aggraver du jour où l'on fit la trachéotomie.

4° — Accidents pendant l'extraction.

Chute dans l'œsophage. — Ce n'est pas là une éventualité fréquente ni bien dangereuse.

---

(1) CH.-H. KNIGTH, *Intubation for stenosis of the larynx in a boy twelve years old. Retention of tube for ten weeks, Tracheotomy. Death from general tuberculose* (*New-York medical Journal*, décembre 1892).

Au moment où l'on croit sortir le tube par la cavité buccale, il se détache du mandrin et est dégluti.

Chute dans la trachée et les bronches. — Cet accident, à moins de choisir un tube beaucoup trop étroit, rentre dans les objections théoriques; les expériences de M. Jacques (Marseille) montre qu'on ne peut, malgré une forte traction par en bas, faire franchir au tube les cordes vocales inférieures.

5° — Ablation définitive du tube.

Comme règle générale, on doit chercher à supprimer le tube le plus vite possible. Cependant son ablation définitive demande quelques ménagements. Dans les jours qui la précéderont, on aura déjà laissé l'enfant respirer pendant un temps de plus en plus long sans tube. Le médecin restera auprès du malade ou ne s'éloignera que momentanément et tout à côté, prêt à revenir à la première alerte.

Le jour de l'extubation définitive, le médecin ne quittera son opéré qu'après qu'il se sera bien assuré que la respiration reste normale malgré l'ablation prolongée du tube.

L'intervalle qui sépare le moment de l'intubation et celui de l'extubation varie avec chaque cas particulier; il peut être de trois à cent trente et une heures (Siegfr. Schweiger); il a même pu ne pas excéder une demi-heure [A. Wackerle] (3). Il est vrai que, dans ce dernier

(1) A. WACKERLE, *Uber O'Dwyersche Intubation im Leopold-*

cas, le médecin n'avait pas fait l'extraction, mais que le malade avait rendu son tube en toussant.

Il n'est pas nécessaire que les fausses membranes aient disparu de la gorge pour songer à ôter le tube; il n'est même pas forcé que le larynx soit complètement indemne. M. Siegfr. Schweiger cite deux cas dans lesquels M. Ronsburger constata, à l'examen laryngoscopique, quelques petits points pseudo-membraneux sur les cordes vocales après la suppression du tube.

Rien de variable comme la durée totale d'une intubation. Une foule de circonstances contribuent à raccourcir où à allonger le temps qui sépare le moment où l'on pratique l'opération de celui où l'on peut faire l'ablation définitive. L'intervalle entre ces deux dates peut parfois attendre un grand nombre d'heures. Dans un cas relaté par M. le Dr Demetrio Galatti (de Vienne), il s'est écoulé quatre cent trente-six heures (1) réparties en vingt-deux jours.

Le sujet, un jeune garçon de vingt mois, après une diphtérie pharyngienne de dix jours de durée, semblait guéri lorsque huit jours plus tard, se manifesta la sténose laryngée, caratérisée par de l'enfoncement des espaces intercostaux et du creux sus-claviculaire à l'inspiration.

Après une première intubation et une première ten-

<hr>

staler *Kinderspital in Wien (Jahrbuch für Kinderheilkunde*, N. F. Bd. xxxvii. II. 2 janvier, 1894, p. 166.

(1) D. GALATTI, *Ein Fall von 436 stündiger Intubation (Wiener medizinische Blätter*, 21 et 28 juin 1894, n° 25-26).

tative d'ablation, l'opération dût être renouvelée neuf
fois : en tout dix intubations avec les durées respectives
et les intervalles suivants :

Intubations					Durée.
1re, du 5 au 9 mai,					96 heures
2e, du 9 au 11 —	après un intervalle de 1/2 heure,				49 —
3e, du 13 au 14 —	—	—	3 1/2	—	46 —
4e, du 14 au 16 —	—	—	30	—	46 —
5e, du 16 au 18 —	—	—	27	—	19 —
6e, du 18 au 20 —	—	—	3	—	44 —
7e, du 20 au 22 —	—	—	8	—	8 —
8e, le 23 —	—	—	21	—	13 —
9e, du 22 au 25 —	—	—	4	—	69 —
10e, du 25 au 27 —	—	—	10 1/2	—	46 —

Le dernier jour, le petit malade expectora son tube,
comme les autres fois du reste et, quoique le calibre
eût été augmenté, les phénomènes de sténose ne se
reproduirent plus et la nécessité d'un nouveau tubage
ne s'imposât point. Malgré ce succès, l'enfant succomba
aux suites d'une paralysie post-diphtérique, principalement localisée au voile du palais et aux muscles
respiratoires et avec de nouveaux symptômes de sténose.

Le diagnostic anatomo-pathologique, que nous co-
pions dans le texte original fourni par l'autopsie, faite
par M. le Dr Kolisko, fut le suivant : « Stenosis laryngis
post decubitum cum perichondritide in regione car-
tilaginis cricoïdæ ex intubatione propter diphtheriam.
Bronchitis purulenta. Atelectasia pulmonis dextri
(lobi medii et partis posterioris lobi inferioris). Dege-
neratio myocardii adiposa. Œdema acuta pulmonis,
Rachitis. »

Il y avait à la face supérieure de chacune des deux cordes vocales supérieures une petite cicatrice superficielle déprimée, un centimètre au-dessous des cordes vocales inférieures, au niveau du cricoïde, une cicatrice englobant le cartilage et la muqueuse trachéale et rétrécissant le conduit aérien.

L'intubation a même pu se prolonger un temps encore plus long et M. Baer (1) mentionne, outre trois cas de cent quatre-vingt-douze heures d'intubation en huit jours, deux cas de deux cent quarante heures en dix jours et

1 cas d'intubation en 33 jours d'une durée de 792 heures
1 —   —   34   —   —   816   —

Malgré ce séjour prolongé du tube, il ne semble pas qu'il se soit produit une lésion de décubitus et un rétrécissement cicatriciel consécutifs.

M. Egidi, de Rome, a fait, dans un cas de diphtérie, l'intubation pendant cinq mois, avant d'en venir à la trachéotomie. Il y avait encore des fausses membranes.

Nombre des intubations chez le même sujet. — Une seule tentative d'intubation peut suffir chez un certain nombre de sujets, vingt et un sur cent quinze par exemple (A. Wackerle); mais chez d'autres, le tubage doit être renouvelé jusqu'à huit et onze fois (A. Wackerle).

(1) BAER, *Tracheotomie und Intubation in Kinderspital Zurich, Beobachtungen aus den Iahren 1878 bis 1891. Inaugural-Dissertation*, Leipzig, 1892.

Comme on le verra, M. Galatti, de Vienne, a fait dix fois l'intubation chez un même sujet.

Impossibilité psychique de l'extubation. Tirage nerveux. — Certains sujets ne supportent pas l'ablation définitive de la canule de trachéotomie pour une cause purement psychique. Pour la même cause, certains autres redeviennent dyspnéiques lorsqu'on veut les priver de leur tube.

Cet incident arriverait surtout chez les jeunes sujets. M. Siegf. Schweiger rapporte l'observation d'un enfant de dix mois qui garda sa canule pendant sept jours, en tout cent vingt et une heures, intervalles déduits. Après qu'on lui eut enlevé son tube pour la cinquième fois, il présenta des signes de sténose laryngée ; cependant, il ne restait rien à la gorge, il n'y avait aucun signe du côté des poumons.

L'administration de 50 centigrammes d'hydrate de chloral plongea l'enfant dans un profond sommeil de cinq heures, au bout duquel il continua à respirer normalement.

Pour aider le sujet à se passer de son tube et à calmer son excitation, on peut avoir recours aux préparations bromurées, à la faradisation, peu efficaces d'après le Dr Galatti, qui s'est mieux trouvé de l'opium administrée à la dose de 1 à 2 gouttes toutes les heures (enfants de vingt mois).

Ce tirage, purement nerveux après l'ablation du tube, en rapport avec l'état émotif de l'enfant, naissait ou augmentait d'une façon très nette chez une petite fille traitée à l'hôpital Trousseau par M. le Dr P. Moizard, dès qu'on s'approchait de son lit.

VIII. — Statistique.

Les recherches dans les publications scientifiques n'ont pas permis d'arriver à une récolte aussi abondante que celle que nous aurons pour la trachéotomie. La nouvelle méthode n'a pas encore fourni une carrière assez longue. Notre statistique générale a, cependant, pu se constituer dans le tableau ci-dessous avec un nombre opératoire égal à plus de la moitié de celui des trachéotomies. La plupart des auteurs cités sans renvoi bibliographique, en dehors de ceux qui figurent au tableau de la trachéotomie, sont rapportés d'après Stern.

Auteurs.	Intubations.	Guérisons.
E. Bouchut.	10	3
Jos. O'Dwyer (1)	277	70
F.-E. Waxham (2).	287	101
Dillon Brown (3)	350	101
J.-M. Bleyer (4).	512	200
W. Hailes (4).	200	72
F. Huber	47	20
D. O'Shea	37	14
W.-P. Northrup	32	6
A.-B. Strang.	31	1
C.-E. Denhard	24	10

(1) O'Dwyer.
(2) Waxham, Congrès intern. de méd., Berlin, 1890.
(3) D. Brown, *Arch. of Pediatrie*, mars 1891.
(4) Bleyer, Hailes, Congrès intern. de méd., Berlin, 1890.

Auteurs.	Intubations.	Guérisons.
F. Van Fleet	22	7
D.-C. Cooks	21	6
T.-H. Meyers	21	4
Montgomery	21	11
H. Caillé	15	5
W. Cheatham	15	1
A.-H. Cocks	14	4
E.-F. Ingals	12	3
J. Tasher	11	4
W.-K. Simpson	10	0
J.-A. Anderson	10	1
E.-L. Cocks	10	3
J.-J. Reid	10	4
G. Mac Naugthon	10	2
C.-G. Jemmings (Détroit)	12	0
L.-H. Dunning	7	2
J. Eichberg	6	2
H.-H. Mudd	6	2
J.-J. Hance	6	1
J.-E. Winters	6	0
J. Salinger	6	3
Hopkins	6	6
H.-O. Bates	6	3
W.-P. Boles	2	2
Carl Beck	5	4
J. Mac Manus	5	2
F.-K. Priest	5	0
Forscheimer	5	2
G.-W. Gay	4	0
F.-C. Shaffer	4	0
Geo. Thilo	4	3
H.-D. Ingraham	3	0
A.-S. Hunter	3	0
G.-W. Mason	3	1
Merriam	3	2
Mac Williams	3	0
H. Bœming	3	1
A.-E. Hoadleg	9	0
F. Heurotin	9	3
H.-W. Berg	8	2
David Prince	2	2

Auteurs.	Intubations.	Guérisons.
W.-L. Carr	2	0
J.-W. Niles	1	0
B.-T. Shimwell	4	2
L.-L. Palmer	1	0
A.-G. Case	1	1
Fr. Tipton	1	1
Laugmann	1	1
Rihl	1	0
T.-G. Morton	1	0
M.-J. Stern	3	1
Rehfuss	3	1
M.-S. Roberts	2	2
W.-E. Shaw	2	0
J.-L. Mulfinger	2	1
Solis Cohen	2	0
E.-C. Morgan	1	0
J.-B. Wheeler	1	0
H.-F. Ivins	1	0
F. Donaldson	1	0
E.-D. Fergusson	1	0
James Collins	1	0
Ch. Dennison (Colorado)	25	7
Momidtorski	82	39
Schlatter	34	15
Mackensie	2166	704
Bokaï (1)	291	100
G. Baer	74	42
Krönlein	34	15
Von Ranke, etc.	1324	516
Widerhofer (2) [1890]	132	75
Galatti	147	118
(Diphtérie primitive)	15	9
— secondaire	4	0
Rauchfuss (3)	26	7
Massei (4)	6	3

(1) Bokaï, *Jahrb. f. Kinderheilk.*, Bd. xxxv.

(2) Widerhofer, *Versamml. deuts. Naturf. u. A. Nuremberg*, 12 sept. 1893.

(3, 4) Rauchfuss, Massei, Congrès intern. de méd., Berlin, 1890.

Auteurs.	Intubations.	Guérisons.
Schwalbe (1).	10	1
Baginsky (2).	13	2
Robert W. Lowet.	392	80
S. Schweiger. . . . . {	41	26
	70	31
Schmiegelow [Copenhague] (3) . .		
(+ 2 Syph. et papill.).	1	1
Koch (4) [Amsterdam]	72	27
S. Baczkiewicz (5).	9	2
Thiersch (6)	32	3
Muralt (7)	81	
Hôpit. des Enf.-Assistés (inédit). .	4	0
Jacques (8)	68	21
D'Heilly	13	2
Ducamp	4	2
Pauli	13	0
F. Egidi	74	14
Rabot (Lyon) (9)	34	16
Bonain (Brest) (10)	23	8
Cartens (11).	100	70

L'addition de cette longue colonne de chiffres aboutit à ce résultat : 8.457 intubations ont donné 2.571 guérisons, c'est-à-dire une proportion de 29,94 0/0, pour ainsi dire 30 0/0.

(1) SCHWALBE, Soc. méd. de Berlin, 11 mars 1891.

(2) BAGINSKY, Soc. méd. de Berlin, 15 avril 1891.

(3) SCHMIEGELOW, *Ugeskr. for Laeger*, Bd. n° 3135.

(4) KOCH, *Nederl. Tjdschr. voor Geneeskd.*, 28 juin 1890.

(5) BACZKIEWICZ, *Gazeta Lekarska*, 1893, n° 14.

(6) THIERSCH, XVIIe Congrès de chir. allem., Berlin, 1888.

(7) MURALT, *Corresp. Blatt. f. Schw. A.*, 1891, p. 315.

(8) JACQUES, *Rev. mens. des mal. de l'enf.*, 1891, p. 26.

(9) RABOT, *Lyon médical*, 1894, 25 février, p. 265.

(10) *Société française d'otologie et de laryngologie*, mai 1894.

(11) CARTENS, *Uber das Verfahren der Intubation bei der diphtherischen Kelkofstenose. Iahrb. f. Kindh*, août 1894, p. 259, Bd. XXVIII, H. 2-3.

De leur côté, Prescott et Goldshwait ont trouvé pour 2815 intubations 32,2 0/0 de guérisons.

Sans adultérer aucun chiffre, nous pouvons donc encore ici prendre comme résultat en chiffre rond 30 0/0.

Depuis la sérothérapie, on peut ajouter les résultats suivants :

Auteurs.	Intubations.	Guérisons.
Bókai (1)	13	12
Moizard.	18	11
Lebreton	48	34
	33	21

IX. — Contre-indications.

1° — Avant l'opération.

Obstruction pharyngée. — Lorsque l'accumulation des fausses membranes dans le pharynx est telle qu'il en résulte une véritable obstruction, on ne peut rien espérer de l'intubation.

Œdème. — L'infiltration peut porter sur les replis aryténo-épiglottiques ou sur l'épiglotte. Dans ce cas, il y a obstacle matériel à l'introduction du tube.

Bien des auteurs n'admettent que ces deux contre-indications.

Rejet de fausses membranes ramifiées. — Ce symptôme indique que l'obstruction siège plus bas que le

(1) Bókai, *Société roy. des méd de Budapest,* 27 octobre 1894.

larynx. Il ne serait pas une contre-indication absolue, puisque le tube même peut livrer passage à des débris déjà volumineux.

2° — Pendant l'opération.

Obturation du tube. — Lorsqu'une fausse membrane vient boucher le tube et que le temps presse, on devra ne pas insister et ouvrir la trachée.

Spasme glottique. — Dans ce cas, le tube ne peut entrer. Souvent, si l'on peut attendre, on passera ; autrement il faut, sans tarder, trachéotomiser.

QUATRIÈME SECTION.

TRACHÉOTOMIE.

I. — Historique.

L'idée d'ouvrir la trachée, pour remédier à une obstruction laryngée de cause variée, remonte assez loin, à Asclépiade peut-être.

Antyllus sectionnait le conduit transversalement même avant l'apparition de la sténose.

Cette section transversale demeura longtemps la pratique des vétérinaires.

Santorio, à la fin du xvie siècle, aurait pratiqué l'opération à l'aide d'un trocart, dont il laissait la gaine en place.

Malgré ces tentatives isolées et d'autres consignées dans les articles sur la trachéotomie, auxquels nous empruntons ces renseignements, ce n'est qu'avec Bretonneau que la trachéotomie commence à prendre droit de cité, au commencement de ce siècle (1818, 1820).

Mais c'est Trousseau qui l'a fait entrer définitivement dans la pratique de la médecine d'enfants (1833) et qui l'a imposée à ces contemporains au détriment de tout autre méthode, du tubation par exemple, qu'il a étouffé à sa naissance.

Depuis, l'opération est devenue courante, chez nous classique.

II. — Instrumentation.

L'arsenal chirurgical nécessaire à toute trachéotomie comprend quelques pièces empruntées à la chirurgie journalière ou à la laryngologie et quelques-unes spéciales à l'opération.

Le médecin doit veiller lui-même à ce qu'il ne manque aucun instrument, sur lequel il pourrait compter aux cours des manœuvres. Il ne doit s'en remettre à personne du soin de voir si tout est en état. Lé coup d'œil du maître ne se remplace pas.

Pour faire une trachéotomie dans de bonnes conditions, on doit avoir à sa portée les pièces suivantes :

1° Un *bistouri droit* (fig. 20) à lame courte, fixé sur un manche. Pour faciliter la désinfection, on doit donner la préférence aux manches métalliques, sans articulation, tout d'une pièce, sans rainure ni cannelure.

Ce premier bistouri est indispensable ; en cas d'urgence seulement, on peut le remplacer par un bistouri quelconque, pourvu qu'il soit en bon état. C'est dans ces conditions qu'on recommande de limiter la longueur de la lame à l'aide d'une bandelette de diachilon ou un rouleau de linge.

2° Un *bistouri mousse* ou boutonné de même forme et de même façon. Ce second bistouri sert à prolonger l'incision de la trachée.

Il est bon d'en avoir un, mais il n'est pas indispensable. Si je ne craignais de froisser ses partisans, je dirais que c'est l'instrument des timides.

Lorsqu'on n'a pas fait son incision suffisante, on y

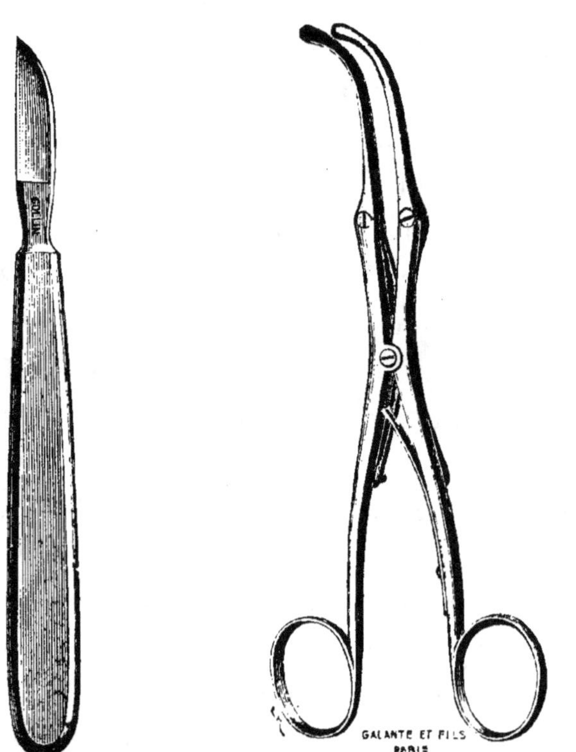

Fig. 23. — Bistouri droit.   Fig. 24. — Dilatateur à deux branches.

revient avec l'instrument tranchant, qu'on a en main. On n'a pas ainsi l'inconvénient et la perte de temps de poser un bistouri pour en reprendre un autre.

3° *Un dilatateur*. — Ici encore, on discute, selon les camps, sur la nécessité de l'instrument.

Dans les hôpitaux d'enfants à Paris, la tradition
nous enseigne de placer la canule directement sans
dilatateur. On doit toujours l'essayer; mais lorsque,
pour une cause ou pour une autre, le succès ne cou-
ronne pas l'entreprise, il n'y a pas à s'entêter; on doit
prendre le dilatateur. On s'en abstenait pour gagner

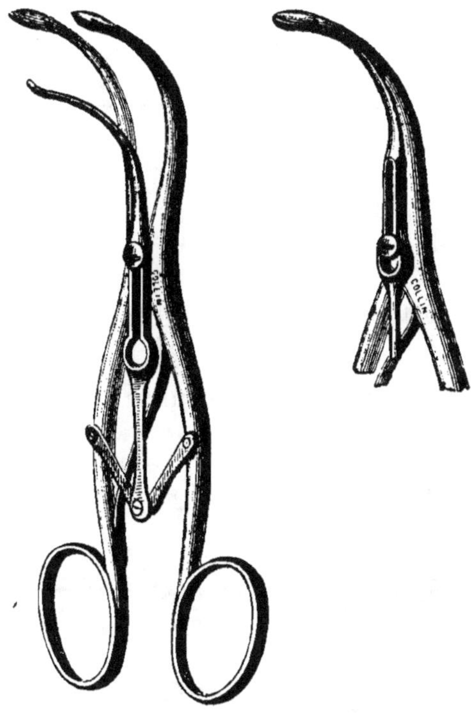

Fig. 25. — Dilatateur à trois branches.

du temps, mais maintenant, en s'en abstenant, on en
perd; et, à ce moment des manœuvres opératoires, le
temps est plus que monnaie, il est vie ou mort. C'est
donc une pièce nécessaire; M. de Saint-Germain l'emploie systématiquement.

Son modèle importe moins. Les uns aiment mieux celui à deux branches (fig. 24), les autres préfèrent celui à trois (fig. 25).

Avec ses extrémités divergentes, son mécanisme, ses ressorts, le dilatateur demande une grande attention dans son nettoyage.

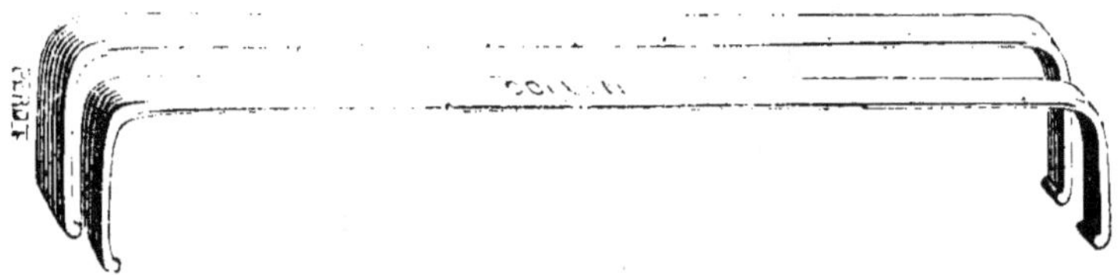

Fig. 26. — Écarteurs.

Il serait désirable qu'on le simplifiât un peu.

C'est, en somme, une pince légèrement courbe à son extrémité, mais qui fonctionne en s'ouvrant et non en se fermant.

4° *Des écarteurs.* — A la conditions qu'ils soient de

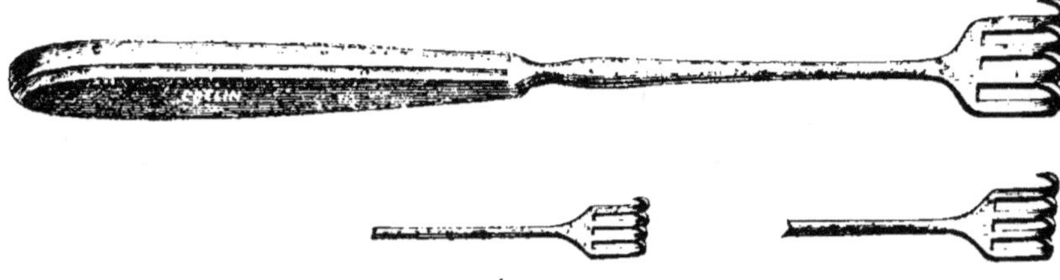

Fig. 27. — Écarteurs en râteau.

grandeur modérée, on peut les emprunter à l'arsenal habituel de la chirurgie journalière (fig. 26).

Un certain nombre d'opérateurs se servent de préférence de crochets mousses (Hofmokl), ou en râteau (fig. 27).

L'emploi d'écarteurs immobilise un aide; les doubles crochets élastiques de Gersuny n'ont pas cet inconvénient. L'instrument se compose de deux lames courbées, métalliques, élastiques, pouvant glisser l'une sur l'autre. Leur ensemble forme un ruban circulaire, qu'on place en faux col autour du cou en arrière (fig. 28).

Les deux extrémités antérieures portent chacun un crochet mousse à deux crocs.

Avec cet appareil, l'opérateur n'a besoin de personne

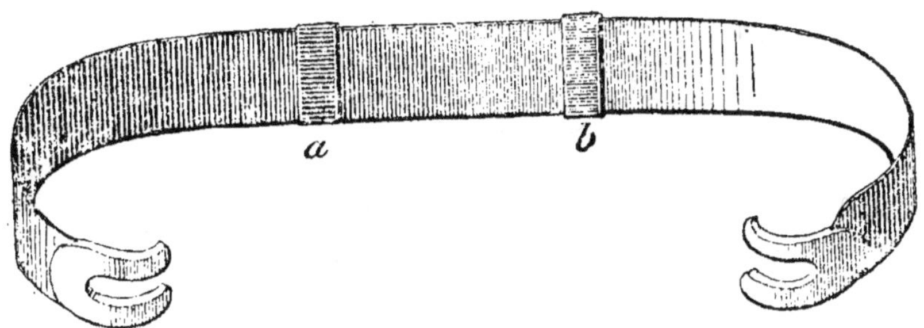

Fig. 28. — Doubles crochets élastiques de M. Gersuny.

pour rétracter le bord de la plaie. Il met l'écarteur autour du cou, les crochets en place; la rétraction se fait automatiquement.

5° *Sonde cannelée.* — Celle de toutes les trousses, mais pas celle des trousses qui traînent dans la poche, peut faire l'affaire.

6° *Des canules.* — Bien qu'une seule soit nécessaire pour une trachéotomie, il faut toujours en préparer deux.

La filière de Lüer, en usage en France, est la suivante :

Numéros 000,	5	millimètres,	avant 15 mois.
00,	6	—	
0,	6,5	—	jusqu'à 2 ans.
1,	7	—	de 2 à 3 ans 1/2, 4 ans.
2,	7,5	—	de 3 ans 1/2 à 5 ans 1/2, 6 ans.
3,	8	—	jusqu'à 8 ans.
4,	8	—	adolescents.
5,	9	—	adultes.

Le besoin d'avoir deux canules prêtes se légitime

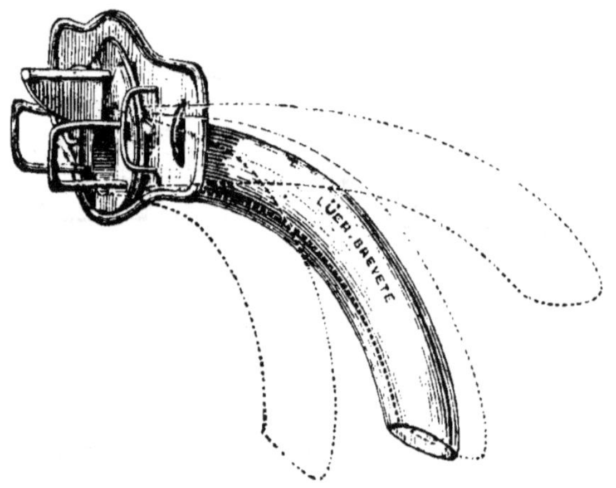

Fig. 29. — Canule de Trousseau modifiée par Lüer.

par les dimensions variables de la trachée à une même époque de la vie.

On tiendra donc en évidence une canule correspondant au numéro le plus fort qu'on pensera pouvoir introduire et une du numéro immédiatement inférieur à celui de la première.

Le modèle de canule, presque exclusivement en usage aujourd'hui, est la double canule de Guersant et de Trousseau plus ou moins modifiée dans quelques petits détails par les fabricants d'instruments (fig. 29).

Elle se compose de deux tubes cylindriques, très légèrement coniques, recourbés, emboîtés l'un dans l'autre.

Le tube externe se termine à son embouchure extérieure par une plaque soudée qui porte de chaque côté une ailette mobile destinée à passer un ruban d'attache.

A sa partie supérieure et centrale, cette plaque donne insertion à un pivot mobile qui sert à fixer la seconde canule, ou canule interne.

La canule interne, d'un diamètre un peu inférieur à celui de la première, glisse dans celle-ci, sans heurt ni arrêt.

La plaque fixe qui la termine, de plus petite dimension que celle de la canule externe est échancrée à sa partie supérieure et médiane; cette fente s'engage dans le pivot de la canule externe qu'on tourne transversalement pour maintenir en place le tube intérieur.

Latéralement, deux ailettes fixes servent de prises pour tenir la canule interne.

Les canules se font en général en argent; on en a fabriqué en maillechort, en aluminium, plus rarement avec d'autres métaux, en nickel, etc. Ces substances métalliques permettent de faire subir à ces pièces toutes les manipulations exigées pour en obtenir l'asepsie ou l'antisepsie.

On a cependant décrit des phénomènes d'intoxication, d'argyrisme.

Il existe aussi des canules en caoutchouc durci, ou en celluloïde, dont le prix est bien moins élevé, mais auxquelles on reproche la fragilité relative. Elles se fendent facilement, ne peuvent supporter, sans se détériorer, l'ébullition dans l'eau.

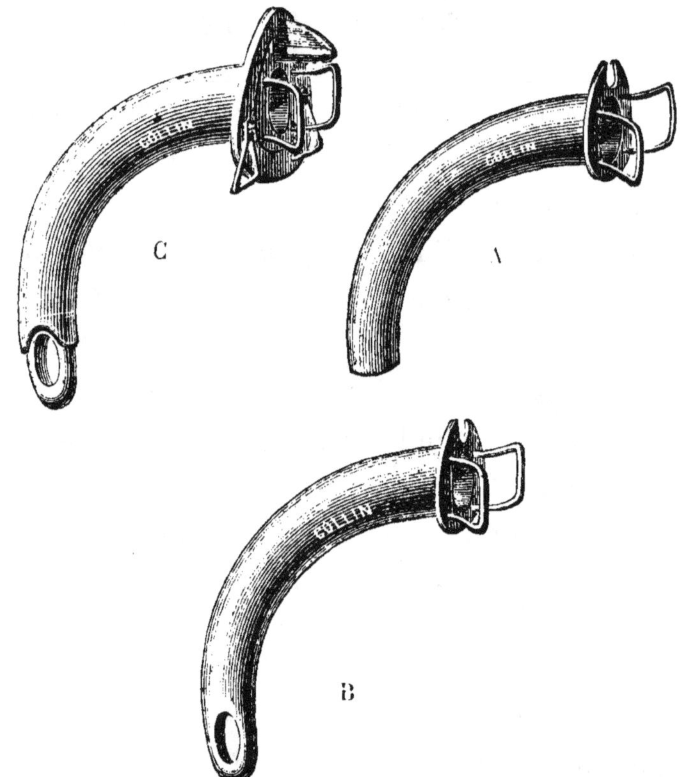

Fig. 30. — Canule de Krishaber. (A, canule externe ; B, canule interne ; C, les deux canules réunies).

De plus, leur paroi plus épaisse ne leur permet, pour un même diamètre, qu'une ouverture moindre que celle des canules métalliques.

La *canule de Krishaber* se distingue par l'extrémité inférieure de la canule interne qui dépasse l'externe et se termine par un embout métallique percée de deux grands yeux latéraux (fig. 30).

Ce dispositif facilite l'introduction et fait office de mandrin.

La *canule de Broca* porte une ouverture supérieure sur le dos de la courbure et une soupape en avant,

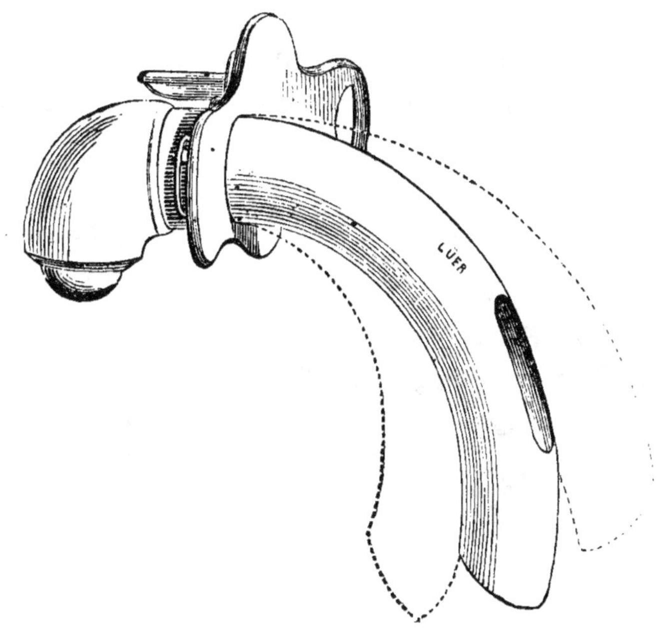

Fig. 31. — Canule de Broca.

c'est la canule à soupape; elle permet de faire respirer l'enfant par le larynx (fig. 31).

La *canule de Durham*, plus ou moins modifiée, employée par un certain nombre d'opérateurs étrangers, se distingue des précédentes par sa courbure coudée. Les deux tiers antérieurs placés dans la plaie forment un tube rectiligne, le tiers postérieur situé dans la

trachée fait un angle de 45° environ. La canule interne
se compose en avant d'un tube horizontal et se termine par un conduit formé de segments articulés. Cette
mobilité permet aussi l'introduction (fig. 32).

La *canule* molle en caoutchouc vulcanisé, véritable
drain, proposée par M. *Baker*, n'est pas entrée dans la
pratique; sa flexibilité lui permet de suivre la trachée
dans ses mouvements sans heurts, mais son épaisseur
diminue la lumière utilisable. Une fois, M. Howse dut

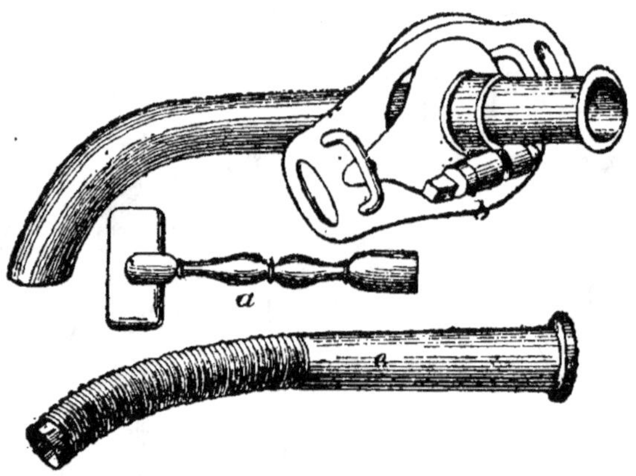

Fig. 32. — Canule de Durham, modifiée par M. Foltanek.

extraire un de ces tubes de la bronche droite où il était
tombé, aussi a t-il modifié le type de M. Baker par l'adjonction d'un morceau de canevas au niveau de l'orifice externe.

La *canule de Trendelenburg* ou canule tampon, spéciale aussi, comprend, vers son ouverture extérieure,
un réservoir en caoutchouc. Elle a l'inconvénient de se
détériorer facilement, de sorte qu'elle se trouve hors
d'usage lorsqu'on en a besoin (fig. 33).

La *canule de Gersuny*, mis en usage dans 'des cas spéciaux, en particulier pour arrêter les hémorragies, se compose d'un embouchure en entonnoir, large, terminée par une partie d'un plus petit calibre, légèrement conique.

Dans le but de simplifier l'arsenal chirurgical, M. Francesco Egidi (1) a proposé un *dilatateur bivalve permanent* de la trachée (fig. 34).

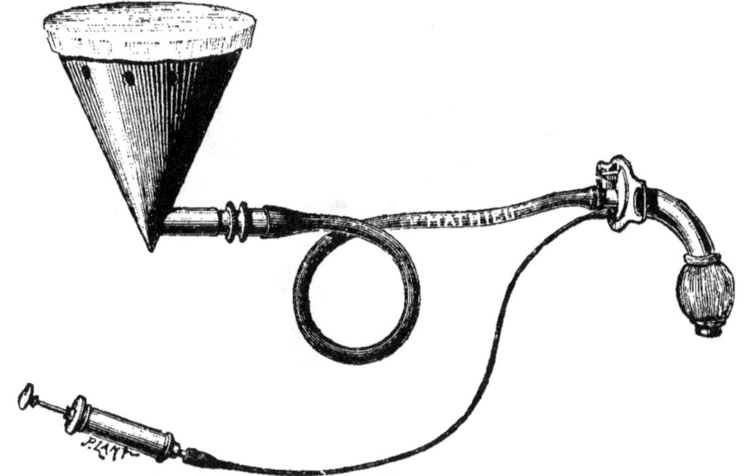

Fig. 33. — Canule de Trendelenburg.

L'instrument de M. F. Egidi comprend deux valves dont l'ensemble figure une canule aplatie. Chaque valve est reliée à une moitié de plaque; les deux moitiés de plaque sont réunies par une traverse qui permet leur glissement.

Une vis sert à fixer l'écartement des valves au point

(1) Franc. Egidi, *Dilatateur bivalve permanent de la trachée. Congrès internat. d'otologie et de laryngologie*, Paris, 16 septembre 1889.

Gillet. — Diphtérie.   11

voulu. Pour introduire le dilatateur bivalve permanent dans la plaie trachéale, on le monte sur un mandrin, qui n'est autre qu'une pince dilatatrice croisée.

Dans l'intention de réduire au minimum possible
l'instrumentation chirurgicale obligatoire pour toute
trachéotomie, mais aussi avec l'inconvénient d'un instrument particulier, un certain nombre d'auteurs ont

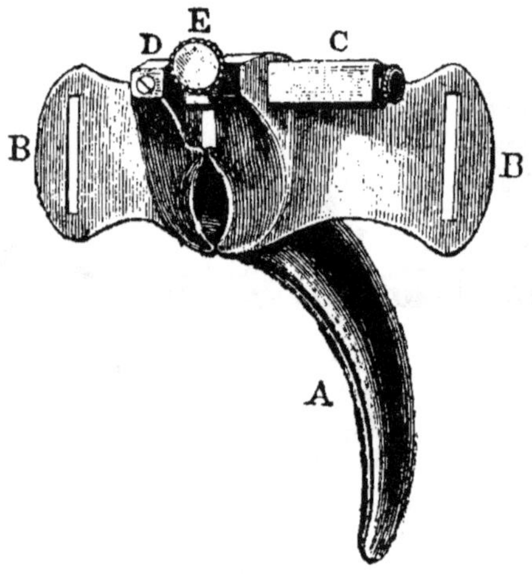

Fig. 34. — Dilatateur bivalve permanent de M. F. Egidi.

proposé des trocarts spéciaux, qui sont peu entrés
dans la pratique.

Un des exemples du genre a été inventé par le
Dr Jocolot (1). Son trachéotome-porte-canule permet
de faire d'un même coup l'ouverture de la trachée et
la mise en place de la canule. On peut adresser à
tous ces instruments le reproche capital d'agir un peu
trop à l'aveugle.

(1) JOCOLOT, *Trachéotomie d'urgence* (*Gazette des hôpitaux*, 1881).

7° *Pinces à fausses membranes, plumes aseptisées.* Ces
pièces ont leur utilité soit pour enlever les fausses
membranes en partie détachées, soit pour en provoquer l'expulsion (fig. 35).

Le tenaculum cricoïdien de Chassaignac, celui de
Langenbeck, le modèle modifié par M. Sanné s'emploient moins aujourd'hui ; on ne les trouve pas dans les
boîtes à trachéotomie ordinaires. Il a cependant une
certaine utilité, lorsqu'on opère seul. Il fixe solide-

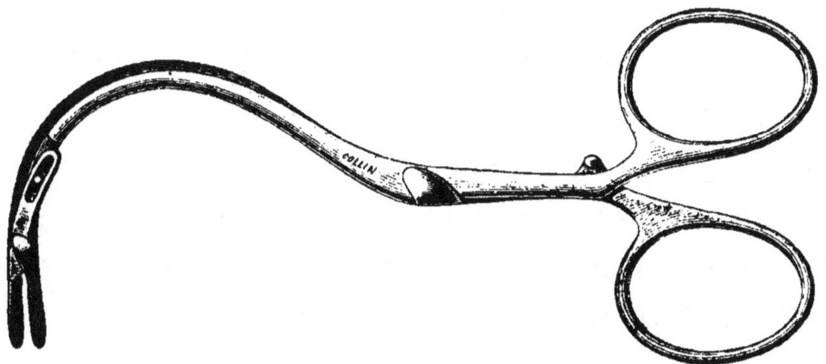

Fig. 35. — Pinces à fausses membranes.

ment le larynx. A moins de brutalité, on ne fait aucun
dégât préjudiciable à la guérison de l'opéré.

8° Une *demi-douzaine de pinces hémostatiques* de petit
modèle.

C'est toujours une bonne précaution d'avoir à portée
de la main ces petits instruments. On peut n'en n'avoir
nul besoin ; mais l'on se repentirait de n'en n'avoir
point préparés s'il survenait quelque hémorragie
importante, tout insolite qu'elle soit.

C'est une sauvegarde sans laquelle un opérateur ne
doit pas s'engager.

III. — Préliminaires à l'opération.

Quelles que soit les conditions d'urgence extrême dans lesquelles se présente presque toujours la trachéotomie, aucune hâte intempestive ne doit présider à l'opération. C'est ici le cas d'appliquer le proverbe : *Festina lente.*

Comme dans les interventions moins pressées, le médecin doit veiller à ce qu'il soit fait des préparatifs complets.

Cette manière de procéder épargnera bien des ennuis lorsqu'il surviendra quelque incident au cours de l'opération et évitera de faire naître l'affolement si facile de l'entourage à la moindre alerte.

1° — Aides.

A moins de nécessité absolue, on ne prendra *jamais comme aide aucun membre de la famille* du petit malade. Sans cette précaution première, on risque de s'attirer bien des déboires. Je ne parle pas de l'hostilité plus ou moins sourde qui anime un assez grand nombre de personnes envers le médecin, contraint d'agir avec une énergie qu'on taxe de cruauté. Ce n'est plus le médecin, c'est l'égorgeur aux yeux des gens d'éducation modeste.

Nous devons, à notre entrée dans la pratique, être

cuirassé de ce côté et savoir ne pas entendre certaines paroles désobligeantes et ne pas voir certains gestes désapprobateurs, pour lesquels on nous fait, il est vrai, plus tard, assez souvent des excuses. Si notre amour-propre peut avoir à en souffrir, notre dignité ne perd rien. Pour ceux qui ont raison de voir un sacerdoce dans notre profession, le sacerdoce est là.

Mais à côté de ce petit désagrément pratique, si nous cédions à l'instance d'un père de famille et le laissions assister à l'opération, il nous arriverait de le voir nous interrompre au milieu de la séance par une syncope presque immanquable, occasionnée par la vue du sang de son propre enfant.

Nous faudra-t-il compter plus sur une autre personne étrangère à l'art médical? Pas beaucoup.

J'ai encore en mémoire un fait, dont l'impression m'est restée gravée par suite des circonstances particulières dans lesquelles il s'est produit. Il ne s'agissait pas d'une trachéotomie, mais cela importe peu. J'avais été appelé par un confrère de la campagne auprès d'un petit malade et nous avions emmené avec nous un homme pour nous conduire au milieu des bois et nous aider au besoin. C'était un ancien zouave, que nous savions pas mal alcoolique, mais peu émotif d'habitude. Les parents s'étaient retirés de leur propre mouvement. Au milieu de l'opération, notre aide improvisé s'affaissa et fut pris d'une crise épileptiforme. Vous voyez la situation : un opéré entre les mains, un aide se débattant à terre ; l'assistance, sur laquelle nous comptions, s'était changée en un énorme embarras. Si j'ajoute que le confrère que j'accompagnais, fortement goutteux, avait des articulations raidies par des tophi, vous vous figurerez le tableau.

Ce n'est donc qu'avec une extrême répugnance que vous prendrez comme aide le père de l'enfant ou un autre parent. Lorsque vous ne pourrez faire autrement, vous vous efforcerez de ne donner à cette personne qu'un rôle tout à fait effacé, lui faire tenir les pieds de l'enfant, par exemple, et, comme le recommandent certains auteurs, lui faire appuyer en même temps son front sur les jambes. De cette façon, il augmentera sa force pour résister aux mouvements de l'enfant et, de plus, ne verra rien de ce qui pourrait l'impressionner ; mais il pourra toujours entendre les cris.

Avec le chloroforme, on pourra toujours se passer de cette assistance malgré soi.

Nombre des aides. — Si l'on opère sans chloroforme, même si l'on enroule l'enfant dans un drap, ce que n'aiment pas certains auteurs, Picot et d'Espine entre autres, il est difficile de faire une trachéotomie avec moins de deux aides, trois personnes, l'opérateur compté.

Un aide tient la tête, l'autre maintient l'enfant.

Avec le chloroforme un seul aide peut suffir : celui qui tient la tête et donne le chloroforme ; deux personnes, l'opérateur compté. On peut même, à l'aide d'un masque, faire la chloroformisation avec le double crochet mousse de Gersung, faire la rétraction et opérer ainsi tout seul.

Dans les deux cas, un autre aide serait utile mais non indispensable pour passer les instruments, éponger, faire l'hémostase.

Avant de renvoyer les membres de la famille, vous ferez mettre par eux à votre portée tous les objets dont vous croyez avoir besoin.

2° — Éclairage.

En premier lieu, s'il est nuit, occupez-vous de l'éclairage. Comme l'a recommandé avec sa grande expérience M. de Saint-Germain, faites multiplier les sources lumineuses, ne vous contentez jamais d'une seule lampe, quelque puissante qu'elle soit. Il ne faut jamais pouvoir rester dans l'obscurité. Le jour on s'installera bien en face d'une fenêtre.

Au milieu de la pièce, de façon à pouvoir bien circuler autour, on fera placer une petite table assez haute, si possible, pour n'avoir pas à se baisser trop, un buffet de cuisine bien propre peut servir à cet office.

Demandez une provision suffisante de linge, serviettes, tabliers, draps, de l'amadou, du savon, du vinaigre, un flacon d'eau-de-vie ou de rhum ou un verre tout préparé de grog, une tasse de thé, etc., de l'eau froide, de l'eau chaude, en quantité suffisante, une bouteille vide ou une bûche ronde.

Tout cela peut être apporté vivement, sans perdre beaucoup de temps. On peut du reste avoir déjà prévenu son monde à l'avance. On aura fait demander ou apporter une petite machine électrique pour ne pas être pris au dépourvu par un accident, un ballon d'oxygène, des feuilles de sinapisme, de l'éther. La famille partie, l'opérateur indique à ses aides leur rôle respectif, à moins que ce ne soit chose entendue au préalable.

L'enfant à opérer est roulé, pour assurer son immobilité les bras le long du corps, dans un drap plié en alèze, maintenu immobile mais non garotté, placé sur la table, un oreiller dur ou un drap roulé autour d'une bouteille ou d'une bûche, mis sous le cou ou à la fois sous le cou et sous les épaules. Lorsqu'on place ce moyen d'élévation sous les épaules seulement, la région sous hyoïdienne se dérobe.

Un aide tient la tête appuyée contre lui et fait bomber modérément le cou. Le même aide peut servir à donner le chloroforme.

3° — Antisepsie dans la trachéotomie.

Quiconque, médecin ou chirurgien, se permet aujourd'hui de se servir d'un instrument quelconque sans prendre des précautions sévères d'asepsie ou d'antisepsie devrait être déclaré indigne d'exercer notre profession et coupable de lèse-humanité.

De nombreuses circonstances dans la pratique for-

cent, par leur urgence, le médecin à faire acte chirurgical. Cette nouvelle fonction entraîne avec son inves-
titure des devoirs impérieux, parmi lesquels les mesures antiseptiques doivent compter comme un des
plus inéluctables.

Il n'est pas d'intervention, quelque infime, quelque
pressée qu'elle soit, qui puisse échapper à cette loi.

S'il est une opération médicale par excellence, in-
capable d'atermoiement, c'est bien la trachéotomie.

Les conditions d'infection dans lesquelles on agit
ne dispensent pas d'appliquer avec rigueur les règles
ordinaires d'antisepsie, quand il n'y aurait que cette
seule raison, capitale en soi, d'éviter les infections secondaires, complications redoutables, qui exaltent la
virulence première de la diphtérie, comme les recherches de M. H. Barbier l'ont si bien mis en évidence.

Faire aujourd'hui la trachéotomie sans s'astreindre
à l'antisepsie, c'est commettre une mauvaise action,
c'est faire respirer l'enfant un peu plus longtemps,
pour le mieux empoisonner.

L'antisepsie doit se faire déjà avant l'opération, se
prolonger pendant celle-ci, et durer après elle jusqu'à
l'issue de la maladie.

Antisepsie du champ opératoire. — Avant toute intervention, on doit assurer l'antisepsie du champ opératoire.

A cet effet, le devant du cou est savonné rapidement
à l'eau chaude, avec du savon ordinaire et de l'eau

chaude ordinaire, et préférablement avec un savon antiseptique, au naphtol, à l'acide salicylique et de l'eau boriquée, si le temps et les conditions spéciales de milieu ont permis de faire ces préparatifs. Après ce premier savonnage, on essuie avec un linge scrupuleusement propre ou mieux avec une compresse bouillie ou antiseptique ou bien avec de l'ouate hydrophile également aseptique ou antiseptique. On fera disparaître toute trace de savon en passant sur la peau à plusieurs reprises des tampons d'ouate hydrophile imbibés d'alcool à 80° ou à 90°. On pratique ensuite l'antisepsie de la région à l'aide d'un lavage avec frictions rudes fait avec une solution antiseptique. Celles qu'on peut recommander à cet usage sont les suivants :

Le sublimé au millième avec addition d'acide tartrique, l'acide phénique au vingtième avec addition suffisante de glycérine pour supprimer la causticité même pour la peau délicate de l'enfant.

Acide phénique cristallisé.	50 gr.
Glycérine	100 —
Eau bouillie	850 —

et même une plus forte proportion de glycérine.

On se sert pour ce lavage de compresses de tarlatane ou de carrés d'ouate hydrophile imbibés de la solution antiseptique et qu'on jette au fur et à mesure; la dernière compresse ou le dernier carré reste en place pour maintenir l'antisepsie obtenue, on ne l'enlève qu'au début de l'opération.

Asepsie ou antisepsie des instruments. — Pas plus pour la trachéotomie que pour toute autre intervention chirurgicale, nous n'avons aujourd'hui le droit de nous départir des précautions d'asepsie ou d'antisepsie de règle dans la pratique de la chirurgie moderne qui leur doit ses brillants succès.

Il n'y a pas de méthodes ni de procédés spéciaux aux instruments employés à la trachéotomie. Par son caractère d'urgence, cette opération peut seulement prendre le praticien au dépourvu et, dans ce cas, le forcer à mettre en œuvre le système le plus expéditif, celui qui n'exige aucune installation particulière.

Les précautions d'asepsie ou d'antisepsie porteront sur les deux catégories d'instruments mis en usage, les instruments proprement dits, les canules.

Le *flambage* dans la flamme d'une lampe à alcool constitue le moyen le plus rapide, le plus expéditif, sinon le meilleur, pour purifier les bistouris.

Pour les médecins ou les chirurgiens d'enfants, souvent appelés à pratiquer la trachéotomie, il est commode d'avoir toujours prête pour l'usage une trousse aseptique, contenant l'arsenal instrumental nécessaire.

On en fabrique aujourd'hui, d'un petit volume, tout en métal. Après chaque opération, on nettoie les instruments à la brosse et on fait repasser les bistouris émoussés, puis, toutes les pièces enfermées dans leur étui métallique, on soumet le tout à l'action d'une étuve, celle de M. Poupinel, par exemple, employé par M. F. Terrier, ou tout autre modèle analogue.

On peut ainsi répondre immédiatement à toute réquisition et n'être jamais pris au dépourvu.

Pour les pinces, les dilatateurs, les écarteurs, pour tous les objets mousses en général, après un brossage soigneux, l'ébullition dans l'eau salée, dans une solution de soude au centième (Bergmann), effectue l'asepsie; en attendant le moment de les employer, on les immerge dans un bassin rempli d'une solution phéniquée au vingtième.

La soude a le défaut d'altérer les instruments tranchant et de dénickeler les manches.

Pour remédier à cet inconvénient, on peut avantageusement adopter le procédé de M. F. Terrier : passage à l'étuve de Mally à la glycérine. On obtient avec cet appareil 125 à 130°. Au sortir de l'étuve, on plonge les instruments dans une solution concentrée et bouillante de nitrate de soude à 4 kilogrammes pour 5 litres d'eau.

On fera subir la même opération à la canule, lorsqu'elle est en métal.

On a recommandé de préparer à l'avance chaque canule, d'y attacher les cordons nécessaires, de l'envelopper de papier buvard et de soumettre le tout à l'action d'une étuve à 160°(1), lorsqu'on est outillé de façon à permettre cette stérilisation, c'est-à-dire quand

(1) H. BARBIER, *Sur une forme de septicémie dans la diphtérie et en particulier dans le croup.* (*Gazette médicale de Paris,* 30 septembre 1893, p. 460.)

on a à sa disposition un autoclave ou une étuve, il y a tout intérêt à mettre en œuvre cette pratique.

Certains auteurs, M. H. Barbier entre autres, recommandent de disposer à l'avance le pansement derrière la plaque fixe de la canule externe, dont on enduit la surface d'une vaseline antiseptique ou de sulfo-ricinate phéniqué.

Asepsie et antisepsie de l'opérateur et de ses aides. — Dominé par la notion des infections qui se surajoutent à la diphtérie et augmentent d'autant sa gravité, le médecin ne doit rien négliger pour éviter de servir lui-même ou ses aides de porte-contage.

A l'exemple des accoucheurs et des chirurgiens, le médecin, avant de commencer une trachéotomie, assurera l'asepsie et encore mieux l'antisepsie de ses mains. Il y mettra d'autant plus de soins qu'il aura pu dans la journée visiter des malades atteint d'accidents septiques, quelque atténués qu'ils soient.

La génération médicale actuelle est assez pénétrée de l'importance des pratiques antiseptiques pour qu'on n'ait pas à recommander de n'apporter aucune négligence dans ces détails. On ne transige pas avec l'antisepsie, on la fait ou on ne la fait pas ; il n'y a pas de milieu ; faire semblant de la faire est beaucoup plus dangereux que de ne la pas faire du tout ; car, ne la faisant pas, on sait qu'on court à des accidents dont on se croit à l'abri lorsqu'on se leurre par des demi-mesures.

L'asepsie s'obtiendra mécaniquement par un *sa-*

vonnage abondant à l'eau chaude, préalablement bouillie; si l'on craint avoir besoin de plus de rigueur, on pourra user même d'agents antiseptiques dès ce moment.

Dans le *brossage énergique* qui accompagne le lavage au savon, on n'oubliera aucun pli de la peau des mains, on passera et repassera dans la rainure des ongles, dans leur sertissure. Les mêmes soins s'étendront aux poignets et aux avant-bras.

Après ce nettoyage préalable, on s'essuiera les mains à un linge bien propre, à une compresse bouillie ou antiseptique ou l'on se contentera d'un simple égouttage, en cas de doute sur l'objet qui devrait servir à essuyer.

Cette première partie, ou asepsie, effectuée, on plongera les extrémités dans une solution de permanganate de potasse à 2 grammes pour mille et on les frottera avec ce liquide, qui leur communique une teinte brune et une odeur de chien mouillé.

Quelques gouttes de bisulfite de soude ou d'acide chlorhydrique dans de l'eau bouillie feront disparaître toute coloration et toute odeur.

On peut supprimer le passage dans le permanganate et pratiquer, au besoin, un lavage à l'alcool à 80° ou 90°, lorsqu'on a les mains peu septiques.

Pour terminer cette toilette, qui ne saurait être trop minutieuse, on fera subir aux mains un dernier lavage dans une solution acide de sublimé à 1 gramme pour mille. On frottera, on massera les mains dans la cuvette de façon à permettre au liquide de bien pénétrer partout. Après cela, on égouttera les mains, mais on ne les essuiera pas avec quoi que ce soit.

Une blouse, ou tout.au moins un tablier prolongé sur le thorax par une serviette protègera les vêtements, non seulement de la souillure, mais de leur imprégnation par des produits contagieux que nous pourrions transporter dans notre propre famille et chez nos autres malades.

La blouse prophylactique du médecin joue un rôle important dans l'hygiène sociale et son usage devrait devenir général dans les visites auprès de malades contagieux. Nous avons le devoir par profession de nous inquiéter peu du danger que nous courons nous-mêmes, nous n'avons pas le droit par négligence de contagionner les autres.

L'asepsie peut s'obtenir en tout lieu, en peu de temps et à peu de frais : il suffit d'avoir du feu et de l'eau. Le médecin doit toujours être en mesure de faire l'antisepsie. Une solution concentrée d'acide phénique ou de sublimé doit toujours faire partie du bagage que le médecin porte partout avec lui.

Pour l'acide phénique :

```
Acide phénique cristallisé. . . . . . . . . .  50 gr.
Glycérine ou alcool . . . . . . . . . . . . .  50 —
```

Pour le sublimé, on a une préparation très commode dans les paquets que M. Budin a proposée à l'usage des sages-femmes :

Sublimé. . . . . 25 centigr.
Acide tartrique. . . . . 1 gr.
Solution alcoolique de carmin d'in-
    digo . . . . 1 goutte

ou toute formule analogue, contenant une dose plus élevée de sublimé par exemple.

4° — Le chloroforme dans la trachéotomie.

Sauf quelques essais isolés, qui n'ont pas attiré l'attention, avant 1885, on ne parlait guère du chloroforme dans la trachéotomie et, dans la pratique courante des hôpitaux d'enfants de même que dans celle de la ville, on n'usait pas de l'anesthésie.

En Allemagne, en Autriche, en Angleterre et en Amérique il en était autrement, peut être pour cette raison que ce sont plutôt les chirurgiens que les médecins qui font la trachéotomie.

En 1885, M. Gouguenheim (1) montra quels avantages on pourrait tirer de la chloroformisation pour l'opération du croup.

La même opinion était soutenue par M. Le Dentu (2).

Dans une revue documentée, MM. Aug. Broca et Hartmann (3) ont montré quel secours on pouvait attendre du chloroforme dans ces circonstances et leurs conclusions règlent d'une façon pratique l'emploi qu'il faut faire de l'anesthésique.

(1) GOUGUENHEIM, *Mémoires et Bulletin de la Société de Chirurgie*, 1885.
(2) LE DENTU, *Id.*, 30 mars 1887.
(3) A. BROCA et HARTMANN, *Revue de Chirurgie*, mai 1887.

Dans la période d'asphyxie, dans laquelle la sensibilité de l'enfant se trouve émoussée, le chloroforme semble bien inutile, puisque l'état qu'il devrait produire existe déjà.

Il serait même dangereux, par le risque qu'il ferait courir au sujet.

Pour opérer, on ne doit pas attendre cette période ultime; si l'on n'a pu éviter ce retard, on doit s'abstenir de chloroforme.

Quand on intervient à la phase de tirage simple, le chloroforme rend les plus grands services (1), comme le prouvent les observations prises de différents côtés.

A propos d'une observation communiquée par M. le Dʳ Luc, notre collègue faisait ressortir les avantages de la chloroformisation dans la trachéotomie faite pour le croup.

Son opérée était une petite fille de cinq ans atteinte de symptômes fonctionnels douteux, mais chez laquelle l'examen laryngoscopique positif forçait le diagnostic.

Le chloroforme donné jusqu'à résolution, les tissus sont incisés couche par couche; une suture est placée aux deux bouts de la plaie cutanée pour la rétrécir.

De la marche de cette opération, M Luc (2) fait les

---

(1) Geffrier, *Note sur deux cas de complications rares du croup : emphysème du médiastin, péricardite purulente, le chloroforme dans la trachéotomie.* Orléans, 1888.

(2) Luc. *De la trachéotomie avec chloroforme à propos d'un cas de croup d'emblée opéré et suivi de guérison* (*Bulletin et Mémoire*

remarques suivantes et résume ainsi l'ensemble des avantages obtenus :

« 1° La suppression de la douleur sur l'opéré, avantage qui, en dehors de la chloroformisation, ne peut être réalisé que dans les cas où l'on opère l'enfant à demi-asphyxié et, par suite, dans de mauvaises contions ;

« 2° Suppression de l'agitation de l'enfant, circonstance éminemment favorable à l'opération et qui peut permettre de restreindre, autant que possible, le nombre des aides ;

« 3° Suppression du spasme laryngé qui est souvent, chez les enfants, la conséquence de la terreur produite par l'opération ;

« 4° L'opération offrant, dans ces conditions, moins de difficultés, on peut se dispenser de mettre la tête dans l'extension forcée ; il en résulte que l'enfant ne respire pas, pendant l'opération, plus difficilement qu'avant, de sorte que l'on n'a aucune nécessité de se presser, les cas où la mort est une question de minutes formant l'exception ;

« 5° L'enfant ne perd pas de sang et, au moment de l'incision de la trachée, pas une goutte de sang ne tombe dans les voies aériennes, détail peut-être important, car il n'est pas impossible que le sang, qui pénètre dans les bronches, ne soit quelquefois le point de départ des foyers de broncho-pneumonie.

de la Société de médecine pratique de Paris, 7 juin 1888 ; n° 13, 1er juillet, p. 501).

« 6° Grâce aux facilités données à l'opérateur par le chloroforme, qui lui permet d'agir sans se presser, il peut faire son incision dans la partie inférieure du cou. Or, l'introduction de la canule, le plus loin possible du larynx, a une grande importance, car il est de constatation que la dysphagie douloureuse est exceptionnelle dans ces conditions et que les mouvements de flexion de la tête sont peu douloureux.

« 7° La trachéotomie pratiquée sous le chloroforme, au lieu d'être une opération faite nerveusement, précipitamment, à l'aveugle, exposant à l'imprévu, devient une opération réglée, vraiment chirurgicale, où l'opérateur sait et voit ce qu'il fait et peut procéder avec une complète tranquilité d'esprit. »

Ce sont à peu près les mêmes conclusions de la part de M. Beaupère (1) qui reconnaît : 1° l'indication du chloroforme dans la trachéotomie des enfants ; 2° l'absence d'excitation ; 3° l'absence d'asphyxie ; 4° la sédation du spasme laryngé ; 5° la facilité plus grande de l'opération par suite de l'immobilité et de l'absence de congestion régionale ; 6° l'obstacle à la syncope par le manque de cause d'inhibition ; 7° absence d'influence sur les suites opératoires ; 8° la possibilité de se passer d'aides.

Il n'y aurait que deux contre-indications capitales : l'asphyxie et les lésions pulmonaires.

---

(1) BEAUPÈRE, *Anesthésie par le chloroforme dans la trachéotomie chez les enfants atteints de diphtérie laryngée* (*La Clinique*, Bruxelles, 19 juillet 1888.)

Dans la trachéotomie, la chloroformisation doit être poussée jusqu'à l'anesthésie complète, comme dans les opérations chirurgicales.

Le *bromure d'éthyle*, dont l'emploi tend à se répandre dans la pratique chirurgicale pour les opérations de courte durée, remplacerait, grâce à son innocuité relative, peut-être avantageusement le chloroforme.

Cocaïne. — Une autre pratique a moins fait ses preuves, chez l'enfant tout au moins. Elle est, chez l'adulte, employée assez couramment par les laryngologistes.

Un certain nombre se contentent de faire, dans les tissus prétrachéaux, une injection de quelques centigrammes de chlorhydrate de cocaïne et de le diffuser par malaxation. L'anesthésie plus ou moins durable, obtenue par cette méthode, permet d'effectuer une opération de durée relativement courte comme la trachéotomie.

Chez le jeune enfant, il ne peut en être question, tout au plus peut-on en discuter l'emploi chez l'adolescent ou chez un sujet déjà grandelet.

L'anesthésie locale, au moyen de pulvérisations d'éther ou d'application de glace, n'a guère pénétrée dans la pratique.

IV. — Anatomie de la région.

On ne peut s'aventurer dans une région remplie d'organes aussi importants (fig. 36), sans connaître à

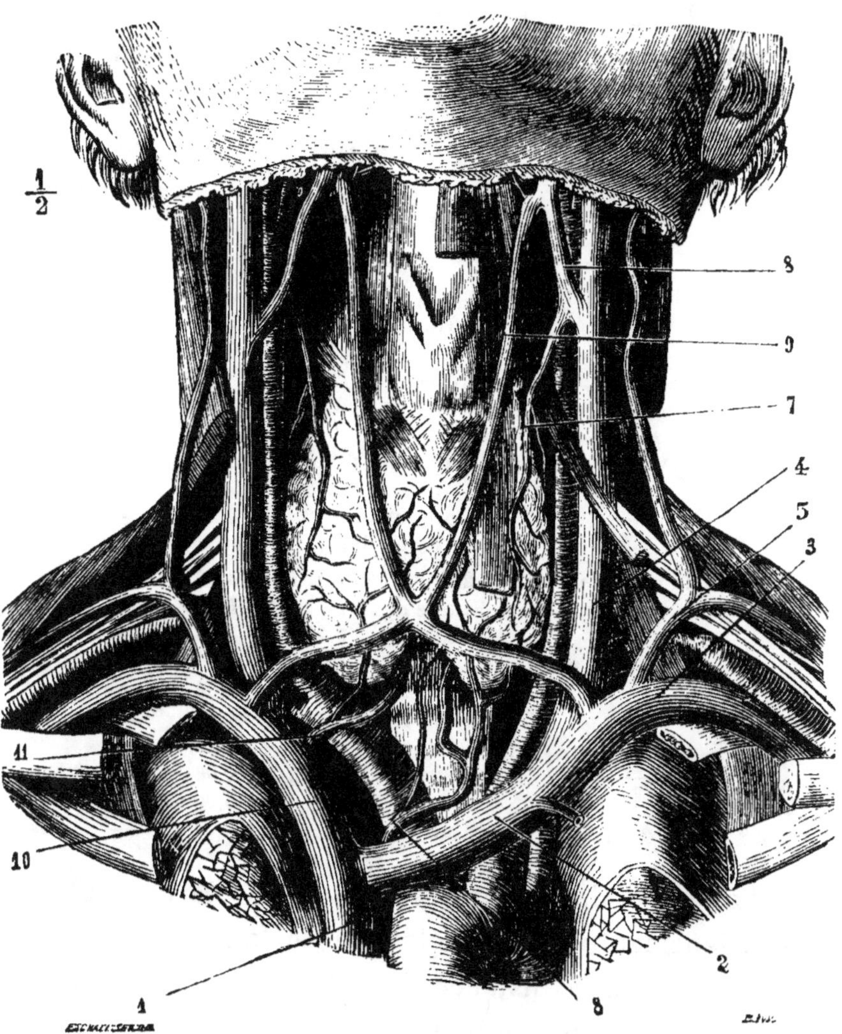

Fig. 36. — Anatomie du cou.

1. Veine cave supérieure. — 2. Tronc veineux bracho-céphalique gauche. —
3. Veine sous-clavière gauche. — 4. Veine jugulaire interne gauche. —
5. Veine jugulaire externe gauche. — 6. Veine thyroïdienne inférieure gauche. — 7. Veine thyroïdienne supérieure gauche. — 8 Veine faciale gauche.
— 9. Anostomose remarquable sur ce sujet et formant une variété de veine
jugulaire antérieure. — 11. Tronc veineux brachio-céphalique droit. —
11. Veine thyroïdienne inférieure droite. (BEAUNIS et BOUCHARD, *Nouveaux
éléments d'anatomie descriptive et d'embryologie*, 5ᵉ édition, Paris, 1894.)

fond la topographie exacte du champ opératoire,
d'autant que chez l'enfant on manœuvre sur un territoire relativement exigu. Si l'on se reporte aux men-
surations de M. Tillaux (1) on voit que la *distance du
cartilage cricoïde à la fourchette du sternum* comprend :

Chez la petite fille de 3 ans et demi. .		4,00	centimètres
—	4 ans. . .	4,50 à 4,66	—
—	5 ans.	4,00	—
—	6 ans. . . .	5 à 5,50	—
—	6 ans et demi. .	5,50	—
—	7 ans. . . .	4 à 5,50	—
—	8 ans et demi.	4,50 à 6,00	—
—	9 ans. . . .	5 à 5,50	—
—	9 ans et demi. .	6,50	—
—	10 ans et demi. .	6,50	—
Chez le petit garçon de 2 ans et demi. .		3,50	—
—	3 ans.	4 00	—
—	4 ans. . .	2,75 à 3,50	—
—	4 ans et demi. .	4,00	—
—	5 ans.	5,50	—
—	6 ans.	4,00	—
—	7 ans.	6,25	—
—	7 ans et demi. .	4,50	—
—	8 ans.	5,00	—
—	10 ans.	6,00	—

La lecture de ces nombres porte avec elle un double
enseignement, le peu d'étendue de la région, la va-
variabilité de la distance dans les âges différents et
même dans le même âge, sans rapport absolument
constant.

La région sous-hyoïdienne dans laquelle on opère
se limite en haut un travers de doigt environ au-des-

(1) *Traité d'anatomie topographique*, 2ᵉ édition, 1879, p. 403.

sus d'un pli de la peau qui correspond au bord supérieur du cartilage thyroïde, situé au-dessous.

Chez l'enfant, ce pli cutané s'enfonce souvent assez pour fournir une bonne ligne de démarcation, s'il était constant et situé constamment à un même niveau.

En bas, la région sous-hyoïdienne s'arrête au niveau du bord supérieur de la première pièce sternale ou fourchette ; elle est circonscrite sur les côtes à droite et à gauche par le relief formé par le bord antérieur du muscle de sterno-cléido-mastoïdien.

Une coupe antéro-postérieure, pratiquée sur la ligne médiane, rend compte de la superpositon et des rapports des différents plans qu'on doit traverser lorsqu'on fait la trachéotomie.

On rencontre successivement d'avant en arrière, de la superficie vers la profondeur, la peau avec le tissu cellulaire susjacent, doublée latéralement par le muscle peaucier, la ligne blanche cervicale formée par le feutrage des aponévroses superficielle et moyenne, réunies sur la ligne médiane, séparées l'une de l'autre sur les côtés. L'aponévrose superficielle se dédouble pour former les deux feuillets de l'aponévrose d'enveloppe du muscle sterno-cléido-mastoïdien. L'aponévrose moyenne entoure de même les musles de la couche moyenne, sterno-hyoïdien, sterno-thyroïdien superposés d'avant en arrière, chacune des deux paires musculaires, droite et gauche presque en contact sur la ligne médiane par leur bord interne.

En arrière de la ligne blanche cervicale s'étend une

couche de tissu cellulaire entourant des vaisseaux : tout de suite au-dessous de l'aponévrose, la veine jugulaire superficielle, plus profondement l'artère thyroïdienne' et les deux veines jugulaires antérieures profondes, accolées à l'isthme du corps thyroïde au niveau des quatres premiers anneaux de la trachée, sous-jacents qui ne se manifestent pas chez l'enfant par plus bas à la trachée; toujours sur la ligne médiane, la trachée et en arrière l'œsophage; les muscles prévertébraux forment le plan profond de la région sous-hyoïdienne.

La peau délicate, mince, lisse, souple, mobile, par conséquent très facile à déplacer, couvre les organes des saillies comparables à celles qu'on a l'habitude d'observer chez l'adulte.

Cette uniformité de la surface rend moins aisée la recherche des points de repère.

Deux plis principaux sillonnent d'ordinaire le cou transversalement : l'un correspond en général au bord supérieur du cartilage thyroïde, l'autre se trace au niveau du cartilage cricoïde. Tous deux se prolongent de chaque côté de la ligne médiane, horizontalement et parallèlement, jusque vers le bord antérieur du sterno-cléido-mastoïdien au niveau duquel ils se terminent en mourant, parfois après une courte bifurcation.

Leur siège présente quelques variétés d'un sujet à l'autre.

La peau incisée laisse voir le tissu cellulaire sous-

cutané, toujours plus ou moins chargé de graisse chez
l'enfant.

Parfois abondant, ce tissus adipeux fait hernie dans
la plaie et gêne l'opérateur, si l'incision est trop étroite ;
il concourt aussi à transformer le cou de l'enfant en
une surface arrondie dénuée de toute saillie et de tout
méplat au-dessous de laquelle on n'arrive que difficilement à limiter le larynx peu développé dans le
jeune âge. La difficulté augmente encore lorsque le
tissu cellulaire du cou s'infiltre dans la diphtérie.
Sur la ligne médiane, il n'y a pas de muscle peaucier,
il ne commence qu'un peu plus loin sur les côtés.

Au-dessous de la couche graisseuse sous-cutanée, le
bistouri s'engage dans l'étroit interstice laissé entre le
bord interne des muscles sterno-hyoïdiens doublés des
sterno-thyroïdiens, sur lequel est tendu, sous forme de
toile cellulo-fibreuse, plus ou moins résistante, la ligne
blanche cervicale, résultat de la fusion sur la ligne
médiane, des deux premières aponévroses cervicales,
la superficielle et la moyenne.

Lorsqu'on maintient bien exactement l'incision sur
la ligne médiane, on ne doit rencontrer que ce seul
plan aponévrotique. A droite et à gauche on tombe
sur deux aponévroses, minces il est vrai, distinguées
plus facilement à la dissection que pendant l'acte opératoire.

Immédiatement en arrière de la ligne blanche cervicale, sur la ligne médiane, court la *veine jugulaire
antérieure superficielle*. Née dans la région sus-hyoï-

dienne, ce tronc veineux passe, très près de la peau, sur la ligne médiane, descend au-devant de l'os hyoïde, du cartilage thyroïde, puis continue verticalement son chemin au-dessus des muscles sous-hyoïdiens, pour se couder, un peu au-dessus de la fourchette sternale, devenir horizontale et se jeter en dehors dans la sous-clavière droite. Son tronc allongé, très irrégulier de forme, acquiert surtout du volume chez l'adulte.

Dans le tissu cellulaire situé en arrière de la ligne blanche au milieu, en arrière de l'aponévrose cervicale moyenne sur les côtés, appliqués sur le corps thyroïde et la trachée, dont les séparent un mince feuillet cellulo-fibreux, rampent encore des organes vasculaires abondants. D'abord la branche inférieure de l'artère thyroïdienne supérieure, avec ses rameaux. Venue une de droite, une de gauche, elles s'anastomosent par inoculation au niveau du bord supérieur de l'isthme du corps thyroïde. C'est donc une petite artère destinée à être sectionnée au cours de l'opération. Un peu plus sur les côtés se groupent, l'un à droite, l'autre à gauche, deux riches plexus veineux, enchevêtrés, irréguliers, réunis plus ou moins haut en un tronc latéral unique. La fusion des deux veines latérales forme un tronc médian : la *veine jugulaire antérieure profonde* qui termine tout le système et s'abouche dans le gros tronc veineux bachio-céphalique gauche.

Un tronc thyroïdien inférieur unique, dite artère thyroïdienne de Neubauer, né directement de la convexiété de la crosse aortique, peut remonter de là directement, de bas en haut, vers le corps thyroïde, divisé en plusieurs branches à partir du septième anneau de la trachée. Le tronc ou l'une des branches peut se rencontrer sous le couteau.

Derrière le manubium, vers la partie inférieure de la région sous-hyoïdienne, passe le gros tronc veineux brachio-céphalique gauche qui porte le sang des veines jugulaires gauches vers la veine cave supérieure. Chez l'enfant le vaisseau se cache moins profondément derrière l'os et remonte vers le cou. C'est pourquoi une incision trop basse a pu, dans la trachéotomie, intéresser l'organe (1) et faire mourir rapidement l'enfant d'hémorragie.

En arrière du conduit veineux, seulement séparé par un dédoublement de l'aponévrose et dans une direction verticale, se dirige le tronc brachio-céphalique ou innonimé artériel.

Dans l'extension du cou en arrière, ces deux vaisseaux exagèrent leur ascension dans la région sus-hyoïdienne; sur le cadavre congelé d'une enfant de deux ans, M. Symington (2) a constaté qu'entre le bord inférieur de l'isthme du corps thyroïde et le tronc artériel, il n'y avait qu'une distance de 1^{cm},3 (un demi-pouce), c'est-à-dire 2 1/2 à 3 anneaux de la trachée.

Immédiatement sous jacent aux organes vasculaires

(1) DE SAINT-GERMAIN, *Progrès médical*, 1882.
(2) SYMINGTON, *On the anatomical relation of the trachea in the child* (*Edinburgh medical Journal*, avril 1881).

ou sur le même plan qu'eux, précédant immédiatement la trachée, dans l'ordre de superposition des plans vers la partie moyenne de la région sous-hyoïdienne, se présente sous le bistouri le corps thyroïde.

Entourée d'une enveloppe cellulo-fibreuse, accolée à la trachée, cette glande vasculaire sanguine est formée de deux grosses masses latérales, oblongues en rapport avec les faces latérales de la trachée et du larynx et d'une languette ou isthme qui unit ces deux lobes latéraux. C'est sur cet isthme que porte la section dans la trachéotomie, c'est lui qu'il nous importe de connaître.

En général peut développé chez l'enfant, son bord supérieur recouvre le second anneau de la trachée; son bord inférieur descend jusqu'au-dessous du quatrième, avec des variantes nombreuses dans son étendue en plus ou en moins.

La mesure de sa hauteur est donc sujette à des variantes.

Dans certains pays à goître, il faut penser à l'hypertrophie de l'organe. C'est le cas en Suisse, comme le fait remarquer le professeur Revilliod (de Genève), ainsi que nous l'a communiqué M. le Dr Cadet de Gassicourt.

Parfois de son bord supérieur naît, en général, sur la ligne médiane, un prolongement connu sous le nom de pyramide de Lalouette qui peut remonter dans cette direction jusqu'à l'os hyoïde, en passant au-devant du premier anneau de la trachée, au-devant du cartilage cricoïde, du thyroïde.

Artères et veines surtout forment un riche lacis dans l'intérieur de l'organe.

Sur la ligne médiane, un espèce de raphé représente la partie la moins vasculaire.

Lorsqu'on a sectionné l'isthme du corps thyroïde on n'est séparé de la trachée que par un peu de tissu cellulaire.

En bas la trachée s'enfonce jusque dans le thorax où elle se bifurque en bronches; en haut, elle se continue avec les pièces du larynx.

Du tube laryngo-trachéal, c'est sur le cartilage cricoïde et sur la trachée que peut porter la section opératoire, soit qu'on fasse la crico-trachéotomie ou la trachéotomie pure.

Le cartilage cricoïde correspond à peu près au second pli de la peau du cou. Quand on explore le cou avec le doigt en partant de l'os hyoïde, on rencontre un premier ressaut, le bord supérieur du cartilage thyroïde, bientôt un second, le bord supérieur du cartilage cricoïde. Chez l'enfant, on obtient par cette méthode moins de netteté que chez l'adulte par suite de l'effacement des saillies et des méplats du larynx moins bien développé, non seulement absolument mais relativement.

On l'a comparé à une bague à chaton postérieur; l'anneau antérieur à la hauteur de deux ou trois anneau de la trachée flexible et tendre; chez l'enfant, il n'offre pas de résistance à la section.

Les diamètres aux différents âges varient avec ceux-ci sans qu'il y ait cependant une uniformité parfaite.

Il faut la pratique compter avec un grand nombre de variétés individuelles.

La trachée, composée d'une série de douze à seize anneaux réunies par des membranes fibro-élastiques, a la forme d'un tube d'un diamètre presque égal sur toute sa longueur, à peine conique; sa section est circulaire à quart ou cinquième postérieur rectiligne.

Située verticalement et toujours rectiligne, même dans les mouvements, elle est superficielle à son origine, mais plus profonde à mesure qu'elle descend dans le cou vers le thorax.

Son diamètre, variable d'un sujet à l'autre, varie aussi avec les âges, mais sans rapport constant.

Pour la graduation des canules, on s'est conformé aux dimensions moyennes, qui sont, en général, suffisamment exactes.

Le premier précepte, pour mener à bien une trachéotomie, est de *ne jamais s'écarter de la ligne médiane*.

Quand on remplit cette condition opératoire première, on évite à coup sûr le défaut de parallélisme entre l'incision cutanée et la trachéale, ce qui facilite d'autant l'introduction de la canule.

On court bien le risque d'intéresser les vaisseaux qui occupent la ligne médiane; mais leur lésion n'en découle pas fatalement. Ceux qui se dirigent verticalement, grâce à la laxité du tissu cellulaire unissant, peuvent fuir au-devant du couteau. L'incision peut même les épargner, s'ils ne sont pas tout à fait médian. La jugulaire antérieure superficielle peut ainsi se dérober.

Si l'on suit exactement la ligne médiane, on coupera bien la crico-thyroïdienne, quelques fins ramuscules artériels, mais on évitera les gros plexus veineux de la jugulaire antérieure profonde et la section du corps thyroïde se fera à l'endroit le moins vasculaire de l'organe.

Comme en tout, du reste, il ne faut, dans la trachéotomie, jamais dévier de la ligne droite.

V. — Manuel opératoire.

Tout étant prêt, l'asepsie et l'antisepsie des instruments, de l'opérateur et des aides obtenues, l'enfant couché sur la table, les épaules et le cou appuyés sur un coussin dur, la tête maintenue, les bras allongés le long du corps par un aide ou, à son défaut, par un drap enroulé autour du corps, la chloroformation menée à point, l'opérateur va se mettre en devoir de commencer.

L'aide chargé de la tête fait saillir la région, la présente à l'opérateur de façon à ce que celui-ci l'ait bien en main, sans exagérer la flexion du cou en arrière. S'il y a un aide chargé des instruments et de l'hémostase, il se placera à gauche de l'opéré, en face de l'opérateur.

Nous supposons forcément qu'on dispose d'aides en nombre suffisant, conditions réalisées à l'hôpital.

En ville, et surtout à la campagne, il ne faudra pas compter sur une telle assistance. Le médecin se verra parfois seul, dans un village éloigné, sans possibilité aucune de demander rapidement un confrère. L'urgence le talonne, pas un instant à perdre. C'est alors qu'il appellera à lui toute son ingéniosité pour se multiplier.

Trousseau et M. de Saint-Germain nous ont conté de ces trachéotomies, véritables tours de force, pratiquées sur le coin d'une table avec un simple canif et terminées par l'introduction d'une canule improvisée avec un morceau de métal façonné tant bien que mal.

Il y a loin entre ces opérations primitives et l'intervention idéale bien réglée, bien préparée. Ce n'est que cette dernière qu'on peut décrire dans un livre ; mais, le faisant, il ne faut pas laisser ignorer l'autre, bien plus poignante et bien plus dramatique dans ses péripéties. Lequel de nous peut garantir qu'il ne se trouvera pas un jour acculé à la nécessité d'agir sans délai avec quelques minutes pour faire ses préparatifs, dépourvu presque de toute instrumentation ? Peut-être nous autres citadins, mais nos laborieux confrères de campagne, sûrement non.

Même dans cette situation critique, et surtout dans cette situation, le médecin a besoin de se bien pénétrer des principes cardinaux qui doivent présider à l'intervention. Outre le manuel opératoire, les précautions d'asepsie et d'antisepsie doivent tenir le premier rang dans les préoccupations du praticien.

Il ne faut pas oublier de prévenir les parents des aléas opératoires. M. de Saint-Germain nous a enseigné magistralement le langage qu'il nous faut tenir dans cette circonstance pour décider la famille à l'intervention, tout en sauvegardant nos propres intérêts.

1° — Manœuvre commune à toutes les méthodes et à tous les procédés.

Immobilisation du larynx. — Qu'il adopte telle ou telle méthode, tel ou tel procédé, l'opérateur, avant de prendre le bistouri, doit d'abord immobiliser le larynx, pour empêcher que les mouvements de cet organe n'entraînent la trachée dans ses allées et venues. Parfois on peut être très gêné par des mouvements spasmodiques de déglutition qui font osciller le larynx sous les doigts. Cette difficulté s'est rencontré une fois parmi les enfants que nous avons trachéotomisés.

On n'a guère continué, depuis Chassaignac, à expérimenter, en France, la fixation du larynx à l'aide d'un crochet implanté au travers de la peau. Ce procédé n'a même eu qu'une faveur éphémère à l'étranger.

Outre qu'il possède le défaut de demander un aide spécial, gênant, puisqu'il ne peut guère servir qu'à cela, il a l'inconvénient de compliquer l'opération d'un traumatisme inutile, fait à l'aveugle, d'un danger de plus, quel qu'en soit l'atténuance, de fausses manœuvres possibles.

L'avantage d'avoir la main gauche libre ne compense pas pour l'opérateur l'absence de sensation qui l'avertit d'un mouvement inopiné du larynx.

Peut-être devrait-on y avoir exceptionnellement recours, dans certaines circonstances particulières, lorsque le larynx est animé de mouvements rapides et exagérés, comme le fait nous est arrivé une fois, sans que, cependant, nous ayons employé le crochet. Certains médecins, appelés à opérer seuls, trouvent dans le crochet un moyen commode pour fixer le larynx.

L'immobilisation du larynx revient donc à l'opérateur et occupera sa main gauche.

Après avoir reconnu la région, le médecin, placé à droite de l'enfant, glissera le pouce et le médius gauches de chaque côté du cartilage thyroïde, en les recourbant légèrement en arrière, comme s'il voulait énucléer l'organe sans mettre dans cette pression une force exagérée. L'index, resté libre, parcourra de la pulpe la ligne médiane, glissera sur le thyroïde et viendra s'arrêter au niveau du cartilage cricoïde.

A partir du moment où il aura pris cette position, *l'index gauche ne doit pas bouger jusqu'à la fin de l'opération.*

L'immobilisation du larynx obtenue, l'opérateur saisit le bistouri près de la pointe, dans la position de la plume à écrire, et incise.

Cette incision peut porter à trois niveaux différents,

débuter soit sur le bord supérieur du cricoïde, soit sur le bord supérieur du premier anneau trachéal, soit sur le bord supérieur du troisième.

Dans le premier cas, on fait la *crico-trachéotomie,*

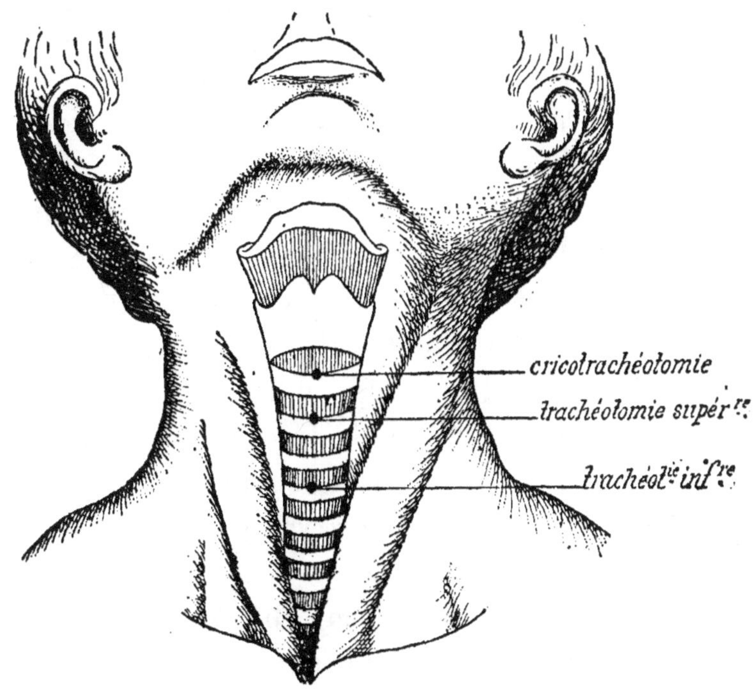

Fig. 37. — Méthodes de trachéotomie (début de l'incision).

le second constitue la *trachéotomie supérieure,* le troisième la *trachéotomie inférieure* (fig. 37).

Le siège de l'incision seul distingue ces trois méthodes, les temps de l'opération restent semblables et comportent les mêmes procédés.

Le danger d'intéresser les gros troncs veineux du cou, la situation plus profonde de la trachée, font réjeter la trachéotomie inférieure par un certain nombre de médecins.

Dans les hôpitaux d'enfants, on pratique indifféremment la trachéotomie supérieure ou la crico-trachéotomie. Il faut même avouer qu'il n'est pas toujours très commode de distinguer le cricoïde et le premier anneau de la trachée chez les enfants jeunes.

Il faut opérer haut, voilà la recommandation essentielle chez l'enfant.

Même les opérateurs qui préfèrent la trachéotomie inférieure recommandent d'inciser le plus haut possible; la plupart sectionnent la trachée du quatrième au huitième anneau. Une section qui porterait plus bas compte beaucoup de désavantages. La distance plus grande entre la peau et la trachée force à faire une plaie plus profonde; l'extension du cou, en même temps qu'elle fait remonter le larynx produit, l'ascension des gros troncs vasculaires qui se dégagent au-dessus du manubium et viennent s'offrir sous le couteau; à la partie inférieure du cou, le tissu cellulaire se continue avec celui du médiastin, d'où propagation facile des inflammations d'une région à l'autre.

Si, d'un côté, on considère que plus on introduit la canule bas, plus on a de chance d'être au-dessous des parties obstruées par les fausses membranes, d'un autre on fait pénétrer dans les poumons l'air d'autant plus directement, et ce contact, sans intermédiaire préalable, peut entraîner des conséquences fâcheuses par suite de l'introduction non seulement d'un fluide non réchauffé, mais de bactéries pathogènes, qui n'ont pu se déposer en chemin.

La trachéotomie supérieure ne mettra pas infailliblement à l'abri de complications, car elle peut même voir se développer un abcès du médiastin, comme dans un cas de M. Engelmann (1).

Lorsqu'on a le couteau en main, on s'est à l'avance déterminé à suivre un des trois procédés suivants : *procédé brusque*, en un temps (de Saint-Germain), *procédé lent* (Trousseau) couche par couche, *procédé rapide*, en deux temps (hôpitaux d'enfants à Paris).

Procédé brusque ou en un temps (Vicq d'Azyr, Chassaignac, de Saint-Germain). — C'est la pratique de prédilection d'un maitre de la chirurgie infantile, c'est le procédé adopté par M. de Saint-Germain (2). Entre ses mains c'est une opération qui ne manque pas de brillant dans l'exécution. Voici comment elle se pratique : le larynx fixé entre le pouce et l'index gauches glissés de chaque côté de l'organe, insinués entre lui et la colonne vertébrale comme pour énucléer l'organe, le bistouri, tenu comme une plume à écrire, on fait pénétrer l'instrument au niveau du pli cutané situé entre le cricoïde et le thyroïde. D'un seul coup, tous les tissus sont sectionnés et la trachée ouverte sans reprise aucune, par une ponction pénétrant d emblée à un centimètre et demi environ; l'incision se

(1) Engelmann, *Inaugural Dissertation*, Halle am Saale, 1888.
(2) de Saint-Germain, *Progrès médical*, 1882, p. 121 et suivantes.

Gillet. — Diphtérie.   13

continue en sciant aussi longue qu'il est nécessaire. Il ne reste plus qu'à placer la canule sur le doigt mis dans la trachée, comme conducteur.

On ne peut faire plus expéditif. Mais ce tour de force chirurgical me semble difficile à passer dans la pratique journalière ; il répond à une personnalité et non à la généralité ; sa brusquerie exige une expérience et une sûreté de main qui n'admet aucune défaillance. On ne peut exiger une telle virtuosité de tout le monde.

Si l'on considère que, dans la pratique, l'urgence improvise le médecin opérateur malgré lui, par nécessité, on conçoit que s'il n'avait que le procédé brusque à sa disposition, il n'aborde la trachéotomie qu'en tremblant. Ce procédé fait avec raison bien des timides et ces timides n'opèrent pas, voilà l'écueil.

Chassaignac opérait de même en un temps, après fixation préalable de la trachée, à l'aide d'un tenaculum ; Isambert employait le tenaculum de Langenbeck.

La trachéotomie en un temps, en ouvrant la trachée du premier coup, ne permet pas de s'arrêter lorsque l'obstacle, qu'on croyait trachéal, siège en dehors de ce conduit. C'est dans ces conditions qu'un abcès de la région sous-hyoïdienne reconnu seulement au cours de l'opération chez un jeune garçon de quatre ans, convalescent de rougeole, aurait pu déverser tout son pus dans la trachée et fait courir un danger de mort au petit opéré (1) par l'irruption du liquide dans les voies

(1) H. DAUCHEZ, *Dangers et inutilité de la trachéotomie en un temps* (*France médicale*, 26 juin 1888, n° 64, page 889).

respiratoires, si, par un heureux hasard, il n'y avait eu fausse manœuvre et si le coup de bistouri, trop parcimonieux pour l'épaisseur de tissus à traverser, n'avait pas suffi à faire l'opération préméditée en un temps.

Procédé lent (Trousseau). — A l'opposite du procédé brusque en un temps vient le procédé lent, couche par couche. C'est à cette façon posée que semble donner la préférence les chirurgiens et en particulier les laryngologistes français et étrangers. Exécutée dans ces conditions, c'est une opération chirurgicale bien réglée.

L'emploi du chloroforme la généralisera encore plus.

1ᵉʳ *Temps : Incision de la peau.* — Même préliminaires pour la position du malade, la fixation du larynx. Le bistouri tenu d'abord verticalement, on ponctionne la peau sur l'ongle de l'index gauche ; puis l'instrument ramené oblique on pratique une incision de 2 centimètres environ.

Il vaut mieux sectionner la peau immédiatement dans une étendue convenable que d'avoir à y revenir ensuite ; l'opération terminée, on en sera quitte pour mettre quelques points de suture, si on a été trop largement.

En finissant l'incision, ne pas oublier de relever verticalement le bistouri pour éviter une incision incomplète de la peau ou *queue.*

La peau coupée, on place des écarteurs de chaque côté et on les confie à un aide.

2e Temps : Incision de l'aponévrose. — De la pointe du couteau, traînée délicatement, on entame la ligne blanche cervicale, l'œil aux aguets pour éviter les vaisseaux sous-jacents ; s'il arrive qu'on soit forcé d'en sectionner, on les saisit entre les mors d'une pince hémostatique et on n'avance que dans une plaie rendue exsangue par un bon épongeage.

3e temps : Incision des tissus prétrachéaux. — Le plus tôt possible, on quitte l'instrument tranchant pour le remplacer par la sonde cannelée, avec laquelle on refoule et on sépare par des petits mouvements de va-et-vient tous les tissus, épongeant, pinçant tout ce qui saigne, comme dans toute opération chirurgicale réglée.

4e temps : Incision de la trachée. — Lorsqu'on voit bien la trachée avec ses anneaux nacrés, mise à nu sur une étendue de 1 centimètre au moins, et alors seulement, on reprend le bistouri dans le bassin plein d'eau phéniquée où on l'a déposé.

On emploie moins en France la manœuvre indiquée par quelques auteurs étrangers, M. Edw. Ellis entre autres, qui consiste à fixer la trachée par un tenaculum enfoncé au niveau de l'anneau de la trachée qui précède celui qu'on veut inciser.

L'instrument tenu verticalement près de la pointe, dans le haut de la plaie, on ponctionne la trachée ; l'air pénètre en sifflant dans l'organe ; par des mouvements de scie rapides, on termine la section de deux ou trois anneaux.

Il ne doit pas tomber de sang dans les voies aériennes, puisque la plaie ne saigne pas. On opère à blanc.

5ᵉ *temps : Introduction de la canule.* — Dès que la trachée est incisée, le doigt indicateur gauche, arcbouté jusque-là au bord supérieur ou inférieur du cricoïde selon qu'on fait la crico-trachéotomie ou la trachéotomie supérieure, se détend, pénètre dans l'ouverture, en écarte les bords et fait office de dilatateur. A côté de ce *procédé du doigt*, en honneur à Paris et recommandé par MM. J. Simon, Pauquet, Sanné, en Angleterre, M. Heath, entre autres, propose de se servir du manche du bistouri placé en travers de la trachée, perpendiculairement à l'axe de l'organe.

C'est sur le doigt, comme conducteur, qu'on introduit la canule.

Pour ce dernier temps, on redresse l'enfant, qu'on assied rapidement sur son séant, sans brusquerie toutefois.

Avec ce procédé, on peut mener les manœuvres opératoires avec une lenteur relative, même l introduction de la canule, puisqu'il n'y a pas d'hémorragie qui vous presse. C'est de la médecine opératoire. presque comme sur le cadavre.

On doit introduire la canule sans dilatateur. Cet instrument n'est qu'une ressource, mais non une nécessité.

L'opérateur qui se pique d'habileté le dédaigne, mais son emploi n'entraîne aucun déshonneur ; certains opérateurs ne tentent même pas l'introduction de la canule autrement que le dilatateur en main.

Vous l'emploierez donc après une ou deux tentatives infructueuses d'introduction, rapidement faites.

Quel que soit le modèle qu'on ait à sa disposition, dilatateur à deux branches de Guersant ou de Trousseau, dilatateur à trois branches de Laborde, on le fait pénétrer les branches fermées, se guidant toujours sur le doigt qui ne quitte pas la plaie trachéale à son extrémité supérieure ; on ouvre l'instrument dont les branches s'écartent. C'est entre les branches même du dilatateur qu'on introduit la canule, par un mouvement courbe de cathétérisme.

Comme expédient dans l'introduction de la canule, on peut citer l'emploi d'une grosse sonde mousse, en gomme ou en caoutchouc, faisant office de mandrin. Un jour de dénuement instrumental, on sera heureux d'y recourir.

Variante, thermo-cautère. — M. Verneuil a proposé de faire l'incision au thermo-cautère. Cette pratique n'a pas prévalu. La chaleur fond la graisse abondante au cou de l'enfant, éteint le couteau rougi ; la perte de substance trachéale, suite de la brûlure favorise le rétrécissement ultérieur.

Dans un travail récent, M. Castelain (de Lille) a fait l'étude de la méthode ignée (1).

Diverses tentatives ont été faites dans le but de supprimer l'instrument tranchant dans la trachéotomie.

Dès 1856, Dujardin père a proposé les caustiques ;

(1) Castelain, *De la méthode ignée dans la trachéotomie* (*Bulletin médical du Nord*, 1894, n° 13).

mais bien qu'en 1867 et en 1869, Victor von Burns aurait, au dire de son fils Burns, fait la trachéotomie avec le couteau galvanique et qu'Amussat aurait, le 13 avril 1870, d'après une lettre de Jaubert adressée à l'Académie de médecine, sectionné la trachée à l'aide d'un fil de platine introduit au moyen d'une aiguille courbe. C'est M. Verneuil, en 1872, qui se fit le promoteur de la méthode ignée par le galvano-cautère. Emmanuel Bourdon (1) et Krishaber se rallièrent à la pratique de M. Verneuil.

Le gros inconvénient, en dehors du prix et de l'entretien de l'appareil, réside dans la difficulté du transport et il faudrait ajouter les dérangements faciles.

MM. de Saint-Germain, de Ranse, Laborde et Muron essayèrent, en 1873-74, le cautère actuel ou le bistouri chauffé au rouge. Ce n'est qu'avec l'apparition du thermo-cautère de M. Paquelin (1876) que la méthode ignée pût prendre son droit de cité chirurgicale. MM. Verneuil et Krishaber adoptèrent immédiatement le nouvel instrument. On doit la première trachéotomie, faite au thermo-cautère, à M. Poinsot (de Bordeaux, 10 août 1876).

Les parties molles sectionnées avec le couteau du thermo-cautère, par ponctuaction successives, M. Chavoix conseille, pratique suivie à Bordeaux par M. Denucé et par tous ceux qui font aujourd'hui usage de cette méthode, d'ouvrir la trachée au bistouri pour éviter les escares de ce conduit.

(1) BOURDON. *Arch. gén. de méd.*, 1873.

Par la méthode ignée, on voulait parer surtout aux hémorragies, à l'entrée possible de l'air dans les veines. L'avantage sur le bistouri n'est guère réel. Chez l'enfant, le système veineux, moins développé que celui de l'adulte, limite la perte de sang ; de plus, si les hémorragies primitives peuvent s'éviter, et cela pas toujours, les hémorragies secondaires augmentent de fréquence.

Au passif du thermo-cautère dans la trachéotomie, il faut ranger les escares ; souvent très limitées, puisque Krishaber parlait de réunion par première intention possible, les escares peuvent prendre les proportions d'un phlegmon.

Si l'on ajoute qu'on opère plus lentement avec le couteau chauffé au rouge du thermo-cautère qu'avec le bistouri, on voit qu'à moins de cas spéciaux comme l'hémophilie, comme les hémorragies en nappe rebelles, la méthode ignée, avec l'instrumentation actuelle, qui semble cependant bien perfectionnée, ne s'impose pas comme méthode de choix, principalement chez l'enfant.

La douleur qu'elle produit ne peut lui être reprochée, puisque le chloroforme la supprime.

Procédé rapide ou en deux temps (Bourdillat). — Intermédiaire au procédé brusque et au lent, le procédé rapide participe des deux. Mais en fait, il se rapproche plus du dernier que du premier, dont il ne représente qu'une simplification dans le manuel opératoire par la fusion des premiers temps en un seul.

A Paris, dans nos hôpitaux d'enfants, on l'adopte d'une façon générale.

Premier temps : Dans un premier temps on sectionne tous les tissus qui recouvrent la trachée jusqu'à celle-ci exclusivement.

Ce résultat s'obtient rarement d'un seul coup de bistouri ; on est souvent obligé de revenir une ou deux fois dans la première incision pour compléter la section des tissus sous-jacents à la peau.

Mais il faut couper sans reprise sa peau franchement dans toute l'étendue qu'on doit donner à la plaie, c'est-à-dire sur une longueur de 2^{em} 1/2 à 4 centimètres selon l'âge, du niveau du cricoïde à un travers de doigt au-dessus de la fourchette.

On étanche vivement le sang ; on place au besoin quelques pinces hémostatiques.

Deuxième temps : On incise, sur la ligne médiane, la trachée mise à nu au fond de la plaie, comme dans le procédé lent et l'on introduit de même la canule.

Cette introduction pourrait compter pour un troisième temps.

Contrôle de la bonne introduction de la canule. — La bonne introduction de la canule se manifeste par la modification du *bruit respiratoire* qui prend un timbre métallique dit *canulaire.*

Une respiration calme, sans suffocation, assure encore de la mise en place exacte de l'appareil.

La preuve du résultat opératoire est fourni par la sensation de vent donnée à la main, par la déviation de la flamme de la bougie, passée devant l'ouverture supérieure de la canule.

L'obturation de cet orifice ramène la dyspnée.

Si l'on cherche à introduire une plume de coq, propre, aseptisée et antiseptisée, manœuvre qu'il faut faire avec une certaine circonspection, cet objet ne rencontre pas d'obstacle dans le cathétérisme.

Suture de la plaie. — En général on ne fait pas de suture, mais si la plaie bâille trop, par suite d'une incision peu parcimonieuse, on la rétrécit, selon le besoin. Un point suffit ordinairement, placé à la partie inférieure, après la canule en place.

2° — Opération sans canule.

Un chirurgien américain a décrit un procédé de trachéotomie qui se termine sans introduction de canule.

Son procédé ne s'est pas vulgarisé. Je n'attirais pas sur lui l'attention, s'il ne nous fournissait un enseignement pratique, la possibilité de nous passer de canule.

Dans les livres, on parle surtout de ce qui ce passe à l'hôpital ou en ville. Dans ces endroits, le chirurgien n'a qu'à ordonner pour voir ses exigeances obéies. Une perte de temps minime sépare le moment où il se décide à intervenir et celui où il peut commencer l'opération; les apprêts, en ces temps de téléphone, ne menacent pas de s'éterniser.

A la campagne, loin de tout centre, le praticien, pris à l'improviste, ne peut laisser asphyxier un enfant sous prétexte qu'il n'a pas ce qu'il faut pour opérer. Je sais que le médecin prudent ne sortira pas de chez lui sans ses instruments, mais il peut ne pas toujours traîner avec lui des canules à trachéotomie, quand rien ne l'y invite.

Une opération, dans le genre de celle qu'à proposé le Dr Addis Emmet (1) de New-York, lui permettra de remplir en tous lieux l'indication urgente dictée par la sténose laryngée.

Après avoir incisé la trachée, ce chirurgien se propose de maintenir l'ouverture béante. A cet effet, il fait à la trachée une perte de substance à l'aide de ciseaux courbes.

Une suture de soie réunit la peau et la trachée de chaque côté; un fil d'argent, muni d'un œillet, est attaché à chaque suture et fait le tour du cou.

Ce procédé peut se simplifier encore et, dans un cas de pénurie de canule, on pourrait y penser au lieu de se croiser les bras devant l'enfant qui étouffe.

3° — Choix du procédé.

Ce n'est pas tout à fait le hasard, ni les préférences personnelles, qui doivent dicter le choix du pro-

(1) Addis EMMET, *Tracheotomy without the canula* (*New-York medical Journal*, 1888, 2 juin).

cédé, mais les circonstances dans lesquelles a lieu
l'intervention.

Par rapport à l'opérateur. — Le degré d'expérience
de l'opérateur constitue un premier facteur à mettre
en ligne de compte.

Il y aurait folie de la part du médecin novice d'en-
treprendre une première trachéotomie par le procédé
brusque, même s'il l'a souvent vu pratiquée. On croit
souvent facile ce qu'on voit faire facilement par d'autres et l'on s'étonne de son inhabileté, lorsqu'on doit
faire soi-même acte d'opérateur.

Donc, à moins d'une expérience personnelle suffisante, on aura de préférence recours aux procédés
lents qu'au brusque, c'est-à-dire au rapide ou au lent.

Par rapport à l'opéré. — L'état du malade peut in-
fluer sur la détermination à prendre au sujet du
choix à faire parmi les trois procédés.

Lorsqu'on est appelé à opérer à la phase d'élection,
c'est-à-dire avant l'asphyxie, rien ne presse, on doit
préférer le procédé lent, avec chloroformisation, tout
au plus le procédé rapide; mais aucune raison ne légi-
timerait une préférence donnée au procédé brusque.

Forcé d'opérer *in extremis*, dans ces cas où l'on
intervient presque à regret, pour ne pas négliger un
dernier espoir, on choisira le procédé rapide, sans chloroforme et, si l'on est sûr de soi, le procédé brusque.

Les trois procédés usuels de trachéotomie ne s'ex-
cluent donc pas. Chacun comporte des indications
spéciales et un emploi spécial.

Par rapport au nombre des aides. — Lorsqu'on peut disposer d'un nombre d'aides suffisant, il y a tout avantage à n'adopter qu'un procédé autre que le brusque et à mettre en usage surtout le lent.

Seul ou aidé d'une seule personne, le médecin ne pourra guère espérer pratiquer que le procédé rapide et, s'il a le tour de main nécessaire, le procédé brusque.

4° — Fautes opératoires.

Longueur ou petitesse de l'incision cutanée. — On doit d'avance prévoir la longueur de son incision pour le cas particulier, sans cela on risque ou d'aller trop loin, ou de s'arrêter trop tôt dans la section de la peau.

Si l'on a été timide, on revient sur l'incision première et on la prolonge; mais on perd du temps et on risque de perdre ses points de repère.

Si l'on a taillé trop largement, on n'a que la ressource des points de suture.

Obliquité de l'incision cutanée, trachéale. — Par suite de la position de la main, le talon tourné en dehors, on a tendance à faire dévier l'incision vers sa droite.

Aussi fera-t-on sagement de marquer la place de son incision à l'encre ou avec l'ongle.

Oblique à la peau, l'incision se reproduit oblique à la trachée et l'introduction de la canule en souffre.

Mobilisation de la trachée, incision latérale. — Dans le procédé lent, un opérateur, trop occupé de bien mettre à nu la trachée, se laisse aller à exagérer la dissection et donne à droite et à gauche des coups de sonde cannelée. Cette destruction des adhérences celluleuses de l'organe lui donne une mobilité qui lui permet de fuir devant le couteau d'où des *incisions latérales.*

Manque de parallélisme. — Une fausse direction du bistouri et la mobilisation de la trachée peuvent empê-cher la plaie trachéale de correspondre à la cutanée. Ce manque de parallélisme se paie encore au moment de mettre la canule.

Incision trachéale incomplète, décollement de la muqueuse. — Si le bistouri, au lieu de pénétrer dans l'intérieur de la trachée s'insinue après la section des cartilages, entre leur face postérieure et la face profonde de la muqueuse, il décolle la membrane mais il n'ouvre pas le conduit.

Si l'on cherche à placer la canule, le bec de l'appareil s'engage dans la fansse route (Luc).

Il faudra penser à cette éventualité de l'intégrité de la muqueuse, lorsqu'on n'aura pas entendu le bruit canulaire, à moins que l'enfant n'asphyxie, ne soit en apnée.

Plaie de la face postérieure de la trachée, ouverture de l'œsophage. — Si l'on ne limite pas l'étendue de la lame qui dépasse le bout des doigts, on peut perforer la cloison trachéo-œsophagienne.

Une piqûre légère, ne permettant pas le passage des aliments vers la trachée, n'entraine pas d'accident (Dauchez), mais lorsque la solution de continuité ouvre une voie de pénétration, l'entrée des aliments dans les voies aériennes amènent la mort parfois brusque, toujours rapide.

Le procédé en un temps prédispose à cet accident.

Fausses routes. — D'autres fautes opératoires peuvent retarder l'opération ou rendre sa terminaison difficile. Ce sont les fausses routes.

Fausses routes par le bistouri. — Si l'on ne maintient pas son incision exactement sur la ligne médiane, on risque, si cet accident se produit avant d'avoir atteint la ligne blanche cervicale, d'ouvrir l'aponévrose cervicale superficielle et de passer dans la loge aponévrotique superficielle, limitée par l'aponévrose superficielle en dehors et la moyenne en dedans. On pénètre aussi sous le sterno-cleido-mastoïdien et si l'on ne s'arrête, la dissection peut aller loin dans cette direction.

La fausse route peut même se produire plutôt et s'engager sous la peau même, si l'on a obliqué avant même de toucher à l'aponévrose superficielle.

Si l'on s'égare à droite ou à gauche, lorsqu'on a déjà pénétré profondément, avant d'ouvrir la trachée, on s'égare au milieu des plexus veineux abondants de chaque côté de la ligne médiane, appliqués sur le corps thyroïde.

Cette dernière manœuvre, défectueuse au même

titre que les deux autres, entraîne des conséquences beaucoup plus fâcheuses, dont la plus grave est l'abondance de l'hémorragie à laquelle s'ajoute la destruction presque fatale du parallélisme des deux plaies, de la cutanée et de la trachéale. D'un côté on est inondé par le sang, de l'autre on peine énormément à introduire la canule, si encore on y arrive.

Fausses routes par la canule. — Malgré une bonne incision trachéale, mais le plus souvent à cause d'une mauvaise, le bec de la canule peut dévier de la voie qui l'amène dans la trachée et va se perdre dans les tissus péri-trachéaux.

Pour éviter cet accident on doit toujours maintenir sa canule sur la ligne médiane, ne jamais forcer. En tout cas la retirer et mettre le dilatateur, après recherche de la plaie trachéale.

VI. — Accidents et complications.

1° — Accidents pendant la trachéotomie

Asphyxie, syncope, apnée. — Plus que dans toute autre opération, le sujet qu'on trachéotomise peut être pris de syncope, même sans chloroformisation, peut être même surtout sans chloroformisation. Il en est de même de l'apnée.

C'est pour cette cause qu'il est recommandé de toujours sauvegarder sa responsabilité. Prévenez les parents du danger, sans les effrayer outre mesure.

Prenez aussi vos précautions ; ayez du vinaigre, de l'éther, une seringue de Pravaz, des sinapismes, une machine électrique, en prévision de tels accidents.

Faites la respiration artificielle, longtemps sans désespérer.

Le procédé de M. V. Laborde, les tractions rythmées de la langue, a été mis en pratique avec succès par M. Moizard (1).

Obturation de la canule. — Dans un cas O.-G. Pfeiffer (2) s'en est bien trouvé.

Hémorragies. — On ne s'en préoccupe que lorsqu'elles sont abondantes et lorsque l'introduction de la canule ne les arrête pas.

La ligature, la compression par une rondelle d'amadou placée sous la plaque extérieure de la canule, les attouchements légers avec un styptique, perchlorure de fer, chlorure de zinc, en viendront ordinairement à bout.

2° — Complications consécutives à l'opération.

A. COMPLICATIONS DU COTÉ DE LA PLAIE. — *a) Hémorragies secondaires.* — Elles indiquent souvent, lorsqu'elles sont tardives, l'apparition de la septicémie ; une antisepsie, bien entendue, en diminue sûrement la fréquence.

(1) MOIZARD, Des *tractions rythmées de la langue contre l'asphyxie consécutive à la trachéotomie (Société médicale des hôpitaux,* 24 novembre 1893).

(2) O. G. PFEIFFER, *Boston Med. and surg. Journal,* août 1889.

Les hémorragies secondaires à la trachéotomie ont été bien étudiées dans un mémoire récent dû à M. C. Foltanek [de Vienne] (1); nous lui empruntons les renseignements suivants :

Au point de vue chronologique, certaines hémorragies peuvent se produire peu de temps après l'opération, quelques heures environ, au plus quelques jours : ce sont les *hémorragies précoces*.

Elles reconnaissent pour origine une hémostase incomplète, par défectuosité ou absence des ligatures, de petites déchirures du corps thyroïde produites pendant les manœuvres opératoires, surtout lorsqu'on se sert de crochets. Parfois c'est le retour de la dyspnée, par l'accumulation de fausses membranes, qui provoque une augmentation de la pression sanguine et rouvre les vaisseaux sectionnés, revenus sur eux-mêmes.

Il est rare que ces hémorragies ne cèdent pas les premières à la compression par une canule de Gersuny et le tamponnement de la plaie à l'aide d'amadou antiseptisé ou de gaze iodoformée ou tanno-iodoformée, ou d'ouate au perchlorure de fer ; les secondes à l'extraction de fausses membranes.

On peut pratiquer des attouchements avec le perchlorure de fer à 50 0/0 (Hofmokl).

Le sang provient parfois d'une branche de la veine

<hr>

(1) C. FOLTANEK, *Uber Blutungen nach Tracheotomie bei Diphtheritis* (*Jahrbuch f. Kinderheilkunde*. N. F. Bd. XXXIII, H. 3, février 1892, p. 241).

thyroïdienne inférieure sectionnée (Foltanek); il peut venir d'une des artères thyroïdiennes(Voigt) et nécessiter la recherche du vaisseau dans la plaie agrandie et sa ligature.

De toutes les hémorragies secondaires, la catégorie des *hémorragies éloignées* comprend tout un groupe d'accidents ordinairement graves.

M. C. Foltanek les range sous les cinq chefs suivants :

1° Diphtérie de la plaie ou phlegmon ;

2° Ramollissement inflammatoire des parois vasculaires ;

3° Escare de pression de la canule (Canulendecubitus);

4° Arrachement de fausse membrane ou de lambeaux encore adhérents à la muqueuse trachéale;

5° Granulations.

1° *Diphtérie de la plaie, phlegmon, abcès.* — Lorsque l'ulcération diphtérique envahit la plaie, l'agrandit, la canule se maintient mal dans une ouverture trop large; elle peut être retirée sans crainte.

Le traitement de cette complication peut se calquer sur celui de l'angine. On déterge la plaie, on essai d'enlever les fausses membranes sans faire saigner, ou nettoie les ulcérations avec des tampons d'ouate sèche, puis l'on badigeonne le tout avec le sulfo-résinate phéniqué.

Dans ce cas, M. Hofmokl applique un pansement à l'iodoforme jusqu'à nettoyage complet de la plaie;

lorsqu'elle est bien abstergée, il enduit l'ulcération d'un savon légèrement excitant prenez :

Nitrate d'argent.		0,10 gramme
Camphre	àâ 0,50	—
Baume de Pérou		
Lanoline	àâ 15,00	—
Vaseline		

D'après M. C. Foltaneck (1), il ne faudrait pas confondre la diphtérie vraie de la plaie avec des processus pseudo-membraneux qui n'ont rien à voir avec la diphtérie, ni au point de vue anatomo-pathologique, ni au point de vue bactériologique.

La diphtérie vraie serait même assez rare, puisque sur neuf cent cinquante-trois trachéotomies pratiquées au St-Annen-Kinderspital à Vienne, on n'en a pas observé un seul cas. Les examens microbiologiques, effectués par le Dr Kolisko, n'ont jamais décélé le bacille de Löffler. Beaucoup de cas, étiquetés diphtérie de la plaie, doivent être rangés dans les processus phlegmoneux; la possibilité des angines pseudo-membraneuses non diphtériques nous font présumer que ces productions sont probablement, comme dans la gorge, sous la dépendance d'autres micro-organismes fibrinogènes, et en particulier du streptocoque, peut-être aussi des staphylocoques.

C'est surtout à l'hôpital, lorsque un grand roulement de malades a maintenu les lits occupés de longs mois sans relâche, en hiver et au printemps, par suite

(1) *Jahrbuch für Kinderheilk.*, 1892, p. 29.

du renouvellement insuffisant de l'air, qu'on observe cette complication.

Elle est annoncée par l'élévation de la température la décoloration en jaune grisâtre, la sécheresse de la plaie, le noircissement de la canule d'argent, la rougeur des bords de la plaie, leur infiltration, leur induration, l'apparition de bulles tout autour.

Le tout peut parfois se développer déjà vint-quatre heures après l'opération ou bien attendre pour paraître plusieurs jours, pendant lesquels on ne note rien d'insolite; mais les phénomènes une fois commencés marchent vite, l'œdème gagne parfois jusqu'au sternum et au delà.

A la suite de ces infiltrations phlegmoneuses de la plaie, il n'est pas rare d'observer des hémorragies par érosion des vaisseaux, tels les faits consignés par Krönlein, R. Jenny, Guterbock, Steiner, Ganghofner, Gussenbauer, Gnändinger.

Tantôt c'est une branche artérielle ouverte sans qu'on puisse toujours retrouver le point ulcéré [Zimmerlin] (1), l'artère innominée (C. Foltaneck), des branches de l'artère thyroïdienne, et de la thyroïdienne inférieure gauches (C. Foltaneck), tantôt c'est une veine qui a été atteinte, la veine jugulaire antérieure gauche, une branche de la veine thyroïdienne supérieure gauche (Zimmerlin), le tronc veineux innominé [Schiele] (2).

(1) Zimmerlin, *Jahrbuch für Kinderheilk.*, B.d., xix.

(2) Maas, *Uber den Blutsturz nach Tracheotomie* (*Deutsche Zeitung für Chirurgie*, Bd. xxi, p. 317).

Le vaisseau lésé siège en pleine infiltration phleg-moneuse qui, partie de la plaie, fuse vers le médiastin. Parfois l'infection semble procéder de dedans en dehors et provenir de la trachée d'où elle se propage au tissu cellulaire prétrachéal. D'une perte de substance de ce conduit la dissection conduit dans un trajet qui va rencontrer le vaisseau, cause de l'hémorragie (C. Foltaneck).

L'hémorragie entraîne souvent, par sa soudaineté et son abondance, la mort du sujet; elle peut aussi souvent n'être pas fatale, par le fait de la perte sanguine, mais l'infection emporte un peu plus tard le sujet sept fois sur huit environ, par pneumonie surtout, bronchite capillaire, ou septicémie (Foltaneck). La gravité des hémorragies secondaires n'a pas échappée jadis aux chirurgiens, lorsqu'ils ignoraient l'antisepsie et cette notion pronostique demeure toujours classique et vraie.

2° *Ramollissement des parois vasculaires*. — Dans quelques observations (Maas, Foltaneck), les vaisseaux se rompent par suite de l'altération inflammatoire de leurs parois au contact d'un foyer purulent comme l'ont démontré M. Charles Monod (1) et M. Guterbock (2). C'est d'abord la tunique moyenne qui disparaît, puis

(1) CH. MONOD, *De la perforation des artères au contact des foyers purulents ou inflammatoires* (*Bulletin et mémoires de la Société de chirurgie*, 1883).

(2) GUTERBOCK, *Uber Abcessblutungen grösserer Gefässtämme* (*Zeitschrift für Chirurgie*, Bd. **XXIV**).

l'interne qui cède. C'est dans ces conditions qu'on a pu trouver des lésions de l'artère innominée.

3º *Ulcération de la trachée ou escare de décubitus* (1). — Malgré les modifications apportées à la courbure des canules et le soin dans leur choix, il arrive quelquefois que le tube externe vient buter en arrière par la portion postérieure de son extrémité inférieure sur la partie postérieure de la trachée et y provoque des pertes de subtance plus ou moins profondes, depuis la simple érosion de la muqueuse jusqu'à sa destruction et la perforation possible de la paroi trachéo-œsophagienne.

A ces lésions plus ou moins destructives correspondent des hémorragies plus ou moins abondantes, depuis le plus simple suintement sanguin jusqu'à l'hémorragie foudroyante.

Parfois c'est l'ouverture de la canule à soupape qui sectionne les tissus; le plus souvent c'est la face inférieure de la canule qui vient comprimer la trachée au niveau de sa paroi antérieure et la détruire sur une étendue variable.

Il n'y a pas de rapport constant à établir entre la grandeur de la perte de substance et le séjour plus

---

(1) Bibliographie des escares de décubitus : Barthez et Roger, 1859 ; König, *Lehrbuch der speciellen Chirurgie* ; Trendelenburg, *Handbuch der Kinderkrankeiten von Gerhardt, Archiv f. kl. Chirurgie,* Bd. xiii ; Körte, *Archiv. f. kl. Chirurgie,* B.d. xxiv ; Bataille, *Progrès médical,* n° 48 ; Ganghofner, *Prager med. Wochenschrift,* 1889, n° 16-175 ; Bell, John Wood, Schneevogt, Fruhwald, *Jahrbuch f. Kinderheilkunde,* Bd. xxiii.

ou moins long de la canule, puisque certains sujets conservent celle-ci toute leur vie sans accident aucun de ce chef.

Les rapports anatomiques de la trachée avec l'artère brachio-céphalique font prévoir la lésion de ce vaisseau de préférence à tout autre.

L'escare de la trachée provoque une infiltration dans les tissus prétrachéaux et la perforation du vaisseau plus ou moins altéré, une fois même l'altération de l'altère aboutit d'abord à un anévrisme sur lequel se fit l'ouverture(1).

M. Foltaneck a donné, pour juger de la fréquence de l'escarre de pression, la statistique suivante :

Bataille (2), sur 33 autopsies d'enfants trachéotomisés :			6 fois
Bloch	— 30	—	— 16 —
R. Jenny	— 82	—	— 13 —
Engelmann	— 104	—	— 25 —
Foltaneck	— 200	—	— 46 —
	449	—	— 106

Ce qui donne une proportion de 23, 6 0/0.

Le diagnostic des escarres de pression a son importance, parce qu'on peut éviter les accidents lorsqu'on est mis de bonne heure sur la voie.

C'est au début une toux avec expectoration, soit sanguignolante, soit purement sanguine. La canule revient teintée de sang à son extrémité inférieure, parfois le cylindre d'argent porte des taches noires de sulfuration.

(1) FRUHWALD, *Jahrbuch für Kinderheilkunde*, Bd. XXIII.
(2) BATAILLE, *Progrès médical*, n° 48.

Le sujet se plaint de douleur à la partie inférieure
du cou au niveau de la paroi antérieure de la trachée lorsqu'il étend la tête ou lorsqu'il avale.

4° *Arrachement de fausses membranes ou de lambeaux
adhérents.* — Les hémorragies de cette origine ont
rarement grande importance, malgré l'avis de Jenny.
M. Foltaneck, sur un grand nombre de trachéotomies,
n'en a observé que deux cas : l'un mortel à la suite
d'une escarre de la muqueuse trachéale; l'autre, suivi
de guérison, à la suite de l'expectoration d'une fausse
membrane.

5° *Granulations.* — Les bourgeons charnus de la
plaie ne donnent, en général, lieu qu'à des suintements
sanguins, sans grandes conséquences habituelles.

Il arrive, lorsqu'on emploie la canule à soupape,
que l'appareil, insuffisamment enfoncé, fait office de
guillotine et sectionne les granulations inflammatoires
par le bord plus ou moins tranchant de sa fenêtre,
au niveau de l'angle supérieur de la plaie.

Traitement des hémorragies secondaires. — En dehors
de l'hémorragie foudroyante qui ne donne pas le
temps de tenter une intervention thérapeutique, on
peut, dans une certaine mesure, parer au plus pressé,
arrêter l'écoulement du sang et l'empêcher de pénétrer
dans les voies aériennes.

La conduite à tenir diffère selon qu'on se trouve en
présence d'une hémorragie d'origine extra-trachéale,
ou d'une hémorragie d'origine intra-trachéale.

Hémorragies extra-trachéales. — L'intervention

aura d'autant plus de chance d'être couronnée de succès que l'hémorragie sera moindre et surtout que le vaisseau lésé sera plus petit.

On cherchera à établir une compression au niveau de la plaie. Pour y parvenir on peut recourir soit à la canule en entonnoir de Gersuny, soit à la canule tampon de Trendelenburg.

Mais on est souvent pris au dépourvu et le danger pressant rend ingénieux. M. Foltaneck conseille une méthode simple et pratique : il enroule autour de la canule externe ordinaire sur une étendue d'un travers de doigt une bandelette de gaze au tanin et à l'iodoforme de 20 centimètres environ. Le bourrelet, fortement appuyé sur les bords de la plaie, arrête l'écoulement sanguin.

Cette méthode peut subir bien des variantes, et la gaze au tanin et à l'iodoforme, peu vulgarisée en France, pourra se remplacer par tout autre étoffe à pansement ou par une rondelle d'amadou bien antiseptisé. Le meilleur amadou antiseptique se prépare en le faisant séjourner dans l'éther iodoformé à 10 0/0.

Le premier danger passé on pourra, avec toutes les précautions possibles et selon les indications spéciales, essayer une intervention chirurgicale plus directe sur le vaisseau soupçonné lésé.

Parfois on pourra faciliter la compression, en serrant la plaie contre la canule par un point de suture.

Hémorragies intra-trachéales. — Au moindre soupçon d'hémorragie venant de la trachée, on doit en

prévenir l'aggravation ou le retour. L'indication première se remplit par l'ablation immédiate de la
canule.

Si l'opéré respire convenablement sans l'appareil,
on peut s'en tenir là; dans le cas contraire on remplace la canule enlevée par une autre plus courte ou
d'un autre modèle; de la canule de Trousseau on passe
à celle de Durham.

Une fois le malade calmé, on cherchera à retirer le
sang tombé dans les bronches, par l'aspiration.

Des petites doses de morphine, selon l'âge, éviteront
les accès de toux.

b) *Emphysème.* — L'épanchement de gaz sous la
peau tient à l'absence de parallélisme de la plaie
cutanée et de la plaie trachéale. Cette disposition
permet à l'air de s'infiltrer dans le tissu cellulaire
sous-cutanée.

Plus rare l'emphysème du médiastin, comme dans
un cas rapporté par M. le Dr Geffrier (1). L'enfant, une
petite fille de trois ans, est opérée du croup par la
trachéotomie. Une incision trop petite oblige à déployer une certaine force pour introduire la canule.
L'examen de l'opérée fait constater une crépitation
fine à chaque systole, des bruits vasculaires à ren-
forcement systolique Il est à présumer qu'il y a eu
décollement de l'aponévrose et pénétration de l'air.
Les tentatives d'ablations de la canule s'accompagnent

____

(1) Geffrier, *Note sur deux cas de complication rares du croup.*
Orléans, 1888.

de spasmes; plus tard, il se fait de la paralysie diphtérique.

c) Gangrène. — Cette complication se montre assez rarement. — On la reconnait à la couleur de la canule qui noircit.

B. COMPLICATIONS A DISTANCE. — *a) Bronchopneumonie.* — C'est un des écueils de la trachéotomie.

On peut essayer de s'opposer à ces infections secondaires en injectant, quotidiennement, dans la canule 1 centimètre cube d'huile mentholée à 4 0/0.

b) Diphtérie bronchique. — Sa fréquence est variable.

c) Péricardite purulente. — On ne rencontre qu'exceptionnellement cette complication et presque toujours le diagnostic reste douteux ou même n'est pas fait. C'est ainsi qu'un sujet, porteur d'un gonflement du corps thyroïde, opéré de trachéotomie avec administration de chloroforme, par M. le Dr Geffrier (1), présente subitement de la cyanose blanche et une menace de syncope. On pense à une paralysie du diaphragme. A l'autopsie, le péricarde contient du pus.

d) Pneumorragies. — A côté des hémorragies plus ou moins locales, on a rencontré des cas où le sang, suffisamment abondant pour amener parfois la mort en quelques minutes, viendrait du poumon ou des bronches. Il ne s'agissait pas d'hémoptysie d'origine tuberculeuse, mais de véritables pneumorragies ou bronchorragies.

(1) *Ibid.*

Le mécanisme de ces hémorragies, d'après Reimer, serait le suivant : sous l'influence de l'énorme augmentation de la pression sanguine produite pour la dyspnée dans les capillaires pulmonaires, les vaisseaux se rompent, mal soutenus par un parenchyme ramolli.

La fréquence de ces accidents a été noté dans une série de cent trachéotomies, sur lesquelles Mme la comtesse Vilma Hugonnai, dans sa thèse inaugurale soutenue à Zurich, a compté quatre pneumorragies, respectivement trois, cinq, sept, huit jours après l'opération. Il y eu une seule mort. Trois des enfants avaient de la diphtérie de la plaie.

A l'autopsie, à côté du sang coagulé qui remplit l'arbre aérien, on peut ne trouver aucune lésion (Reimer, Foltaneck) ou bien des infarctus ou des ecchymoses de la muqueuse bronchiques (Reimer), parfois seulement de la broncho-pneumonie (Maas).

D'après M. C. Foltaneck, le sang n'aurait pas le poumon pour origine, mais des vaisseaux, des veines en particulier, seulement érodées, que la pression rend béantes et qu'on retrouve difficilement à l'autopsie, lorsqu'elles sont vides de sang. Cette opinion est basée sur l'absence de dyspnée chez un certain nombre de sujets, sur la coexistence de complication inflammatoire du côté de la plaie.

C. Prophylaxie des complications septiques. — Bien que nous soyons armés dans une certaine limite contre les complications septiques qui peuvent évoluer consécutivement à la trachéotomie, nous avons une action beaucoup plus grande par la prophylaxie. Si nous avons de la peine à guérir, nous pouvons le plus souvent prévenir.

Le malade porte en lui certaines causes d'infection, les différents ustensiles en renferment d'autres.

La *désinfection* du malade, intrus et extra, nous met à l'abri des premières, celle des objets divers, instruments, pansements, évitent les secondes. Nous avons indiqué, aux soins préliminaires ou consécutifs, la conduite à tenir pour arriver à ce résultat.

Mais un point particulier mérite une attention toute spéciale, c'est le local, salle d'hôpital ou chambre de malade particulier.

Tous les médecins d'enfants s'accordent aujourd'hui pour demander aux administrations hospitalières, non seulement l'*isolement* des malades contagieux loin de ceux qui ne le son pas, mais encore la séparation des contagieux avec complications des contagieux sans complications.

Les sujets qui n'ont qu'une diphtérie bénigne ne doivent pas séjourner au milieu d'enfants atteints de diphtérie grave. Cette règle s'applique à toutes les maladies infectieuses.

Comme on ne peut, malgré tout, prévenir absolument ainsi toute complication, il faut disposer d'un nombre de salles de rechange suffisant pour pouvoir évacuer ou isoler tels ou tels malades suspects, pour pouvoir faire désinfecter une salle où s'est produit un cas compliqué après la quarantaine imposée.

Comme en ville, on doit pouvoir, à l'hôpital, changer les opérés de pièces.

En ville comme à l'hôpital, on devra veiller à éviter l'encombrement de la chambre, comme de la salle. On bannira tout objet inutile, nuisible par la place qu'il tient et l'air qu'il enlève, dangereux par le rôle de porte-contage qu'il peut jouer. Donc près du malade que le strict nécessaire des objets à son usage.

Dessèchement des mucosités. — Dans un long mémoire à la Société des sciences médicales de Lille, M. Delassus à insisté sur le danger que peut entraîner le dessèchement des mucosités.

Cet accident, véritable *thrombose de la canule*, aboutit à la formation d'un bouchon à l'extrémité du tube.

Pour le prévenir, cet auteur recommande l'humidification de l'air chaud, les vaporisations, qu'il préfère aux compresses. Pour y remédier, il emploie les titillations avec la barbe de plume aseptisée et, d'après Archambault, les instillations d'eau ou de solutions alcalines ou boriqués dans la trachée.

VII. — Soins consécutifs à la trachéotomie.

Il ne suffit pas de faire preuve de dextérité opéra-

(1) DELASSUS, *Obstruction de la trachée après la trachéotomie* (*Bulletin médical du Nord,* avril-mai 1885).

toire pour guérir ses trachéotomisés, il faut leur prodiguer des soins consécutifs. Trousseau a longuement insisté sur leur nécessité.

Une partie de ces soins visent l'état général et celui de la gorge, l'autre regarde le traitement de la plaie opératoire. L'une et l'autre ne se cèdent rien en importance.

1. — Soins immédiats.

L'opération complètement terminée, la canule bien en place et fixée, le pansement régulièrement appliqué, l'enfant réveillé du chloroforme, la respiration se faisant bien, on donne à boire au sujet une boisson excitante, thé vert sucré, grog chaud, punch, café, vin de Bagnols, champagne peu mousseux, ou quelques cuillerées d'une potion à la fois alcoolique et additionnée d'un médicament tonique, potion cordiale du Codex, préparation à l'extrait de quinquina ou à la kola, selon les préférences présumées de l'enfant. On fera bien de penser à faire tenir cette boisson toute prête, avant l'opération, pour ne subir aucun retard du fait de sa préparation.

Si le sujet s'y prête, si la chloroformisation n'a pas laissé d'état nauséeux, on en profitera pour donner un peu de lait, un lait de poule. Dans les premiers jours on s'en tient à ces aliments liquides et à un peu de jus de viande. Vers le troisième ou quatrième jour on peut donner de la nourriture solide. Un aliment réparateur, bien accepté des enfants, est le sabayon au vin blanc, composé de jaunes d'œufs, sucre et vin blanc. Une glace ou un sorbet au jus de viande convient aussi parfaitement. Ceci fait, on aura garde de tourmenter plus longtemps l'opéré et de l'accabler de prévenances hors de propos, surtout pas de scènes émouvantes devant le petit opéré. Il a besoin d'un calme réparateur.

Atmosphère chaude, humide. — On éloignera de la chambre toutes les personnes inutiles; on fera le plus grand silence; on assurera à la pièce une bonne ventilation, un abondant renouvellement d'oxygène ; au besoin, on ouvrira un ballon de ce gaz, l'ozone aurait aussi quelque avantage (Donatien Labbé). Une température de 16° centigrades sans trop dépasser 18°. L'air sera non seulement renouvelé, mais maintenu humide.

2° —.Vaporisations.

Dans certains hôpitaux étrangers, comme je l'ai vu fonctionner à Berlin dans le service du D^r Ad. Baginski, à l'hôpital de l'empereur et de l'impératrice Frédéric, comme M. le Dr Monti le fait à la Policlinique de Vienne, entre autres, un tuyau distribue la vapeur au niveau de la tête de chaque lit et permet de diriger le jet vers l'opéré et d'entretenir une atmosphère chargée d'humidité dans la salle.

On obtient un résultat analogue en tenant sous pression un spray. A la pulvérisation d'eau, quelque soit son origine, on peut très avantageusement joindre la vaporisation de produits antiseptiques, acide phénique, créosote, thymol, etc.

M. Hofmokl (de Vienne) emploie (1) une des solutions suivantes : chlorure de sodium à 0,6 0/0, acide phénique à 1 0/0, acide salycylique à 1/300, acide borique à 1 0/0, sublime à 1/5000.

Pendant ces inhalations, on protège les yeux, le menton et le tronc, pour éviter de les mouiller.

On tient l'enfant à une distance de 30 à 40 centimètres, de l'appareil, la canule interne enlevée et on le fait respirer à la fois par la trachée et par le nez ou la bouche, environ un quart d'heure, à un intervalle d'une heure ou deux, selon l'indication.

On peut, comme M. Hutinel, faire verser toutes les trois heures, dans des casseroles pleines d'eau chauffées sur un fourneau de cuisine, une cuillerée à bouche du mélange suivant :

Acide phénique.	280 grammes
Acide salicylique	56 —
Acide benzoïque.	112 —
Alcool pur.	468 —

Notre maître, le Dr A. Sevestre (2), continue, à Trousseau, la pratique que nous l'avons vu mettre en œuvre à l'hospice des Enfants assistés; il fait évaporer ou

(1) Hofmokl, *Uber die chirurgische Nachbehandlung bei Laryngo-und Trachéotomie (Centralblatt für die gesammte Therapie*, xi, juillet-août 1893. — H. vii, p. 385 et viii, p. 449).

(2) A. Sevestre, *Études de clinique infantile* (hospice des enfants assistés, 1885-1889), *Progrès médical*, 1890, tirage à part, p. 167.

pulvériser, près du malade, une solution composée,
presque toujours ainsi formulée :

Acide thymique.	5	grammes
Acide phénique.	20	—
Alcool	100	—
Eau distillée	875	—

Le vinaigre de Pennès, dilué, en pulvérisations,
provoque facilement la toux; si l'on veut obtenir ce
résultat, il pourra rendre des services en facilitant
le rejet des sécrétions qui auraient tendance à s'accu-
muler dans la trachée.

Même en dehors des hôpitaux, même en dehors de
la clientèle riche des villes, on peut, chez les pauvres
comme à la campagne, remplir la même indication en
empruntant la méthode de M. le Dr J. Simon. Dans un
plat en fer-blanc, placé sur une lampe à alcool ou un
réchaud, on fait évaporer de l'eau dans laquelle trem-
pent des feuilles d'eucalyptus.

On peut aussi ordonner de venir toutes les heures
verser dans un plat une bouillote d'eau bouillante,
dans lequel on jette quelques gouttes d'un mélange
d'essence de térébenthine et d'essence d'eucalyptus et
de placer le récipient près du lit où repose l'enfant.

L'évaporation de ces essences peut se faire sur un
linge, sur du papier à filtre, ou sur un morceau de
brique ou un porolithe, chauffés par la vapeur d'eau
ou directement par une lampe à alcool.

Dans les petits ménages, on peut recommander,
l'hiver, avec tout avantage, de maintenir en perma-

nence sur le poêle une terrine pleine d'eau, additionnée d'un peu de vinaigre ou d'acide phénique.

Mais dans cette crainte de la sécheresse de l'air, il ne faut rien pousser à l'excès et ne pas plonger le trachéotomisé dans un bain de vapeur (Hofmokl).

Dans la chambre, ni tenture, ni encombrement d'objets; au lit, pas de rideau qui gênent la ventilation. Ce ne sont pas seulement des nids à poussière, mais des nids à microbes.

L'enfant sera couché la tête haute; lorsqu'on en aura la possibilité, on disposera de deux chambres, on aérera et nettoiera l'une, tandis que l'opéré reposera dans l'autre. Il y aurait intérêt pour le patient à faire se changement de local fréquemment, toutes les trois heures, par exemple (Foltaneck).

Le tronc relevé, plutôt assis que couché, le sujet ne sera pas surchargé de couvertures qui entraveraient le libre jeu des mouvements respiratoires.

3° — Alimentation.

Ces conditions remplies, on ne négligera pas l'alimentation. De ce côté on éprouvera peu de difficultés, sauf peut-être dans la crico-trachéotomie, après laquelle il n'est pas exceptionnel d'observer un certain degré de dysphagie, qui ne va jamais cependant jusqu'à l'impossibilité.

Certaines positions facilitent la déglution, il faudra les observer et les mettre en pratique. Dans le cas où l'enfant ne se prêterait pas à l'alimentation par la bouche, on recourra, sans perdre de temps en tergi- versations, au gavage. L'introduction du tube par la bouche demandera souvent plus de bonne volonté qu'on ne peut en attendre d'un enfant. On se servira de la voie nasale, comme le recommande M. de Saint-Germain. Une sonde molle, en caoutchouc rouge, n° 14 à 16, selon l'âge, pénétre facilement des fosses nasales dans l'œsophage. Le gavage peut même se pratiquer sans sonde, d'après le procédé de M. Saint-Philippe (de Bordeaux). On verse directement, à la cuiller, les aliments liquides dans une des narines de l'enfant couché la tête horizontale.

Au besoin même, vue l'importance extrême d'une alimentation sérieuse, on aura recours aux *lavements nutritifs*.

L'alimentation assurée, il ne faut pas perdre de vue le *traitement de la gorge*. L'opération n'autorise pas à le négliger.

Quoiqu'on ait pu penser que la non-utilisation des pre-mières voies respiratoires, en supprimant la fonction, diminuait d'autant l'irritation des organes et partant l'appel du processus pathologique, ou que l'absence du passage de l'air ait une influence sur le bacille diphté-rique, être aérobie, la pullulation possible et réelle des fausses membranes nous commande de continuer les attouchements, les lavages ou les irrigations comme de-vant. C'est un point qu'à tort on oublie souvent, l'atten-tion tout entière accaparée par les soins de l'opération.

4° — Premier pansement.

Il y a deux manières d'appliquer le premier pansement à la suite de la trachéotomie.

On peut, comme on l'a conseillé (H. Barbier), placer tout de la fois la canule et le premier pansement. A cet effet, on dispose six doubles de gaze aseptique, boriquée ou salolée, recouvrant le cou dans ces deux tiers antérieurs sur une étendue de trois à quatre travers de doigt au-dessus et au-dessous de la plaie, et un morceau de taffetas gommé plus large que les pièces de pansement et plus long en bas qu'en haut, afin de le protéger de la souillure par les mucosités issues de la canule.

Un trou central, pratiqué aux ciseaux, donne entrée à la canule.

On prépare tout cet appareil à l'avance; on l'imprègne, au tour de l'ouverture, de vaseline antiseptique ou de sulfo-ricinate phéniqué. On prend le tout en main au moment de l'introduction de la canule et l'on met en place, d'un même mouvement, le pansement et la canule. On noue les cordons derrière la nuque et l'on entoure le cou d'une couche triple de gaze antiseptique, boriquée, salolée, phéniquée, etc., en forme de cravate maintenue par une épingle de nourrice.

Dans une seconde pratique on place d'abord la canule seule, toute nue ou seulement munie du taffetas ciré et de ses cordons. Le sang souille souvent ces pièces; il y aurait peut-être avantage, si l'on ne met pas le pansement avec la canule, de laisser cette dernière sans rien.

Lorsqu'on pose le pansement séparément, on peut faire un poudrage de la plaie et de ses environs avec de l'iodoforme, du salol, du dermatol, etc., ou pratiquer une onction avec une vaseline antiseptique ou le sulfo-ricinate phéniqué.

Dans la poudre composée suivante, dont la formule est due à M. J.-Lucas Championnière, l'odeur de l'iodoforme se trouve un peu masquée.

Iodoforme.
Poudre de benjoin.
Poudre de quinquina. aaaa
Carbonate de magnésie.
Essence d'eucalyptus. q. s.

On peut seulement reprocher à cette préparation sa couleur brunâtre, d'aspect un peu sale. C'est un détail sans importance, vue la valeur antiseptique de cette poudre composée.

Incorporé à de la vaseline, on obtient avec ce mélange une bonne pommade antiseptique.

Les pièces de pansement se composent soit de doubles de gaz antiseptique, de morceaux de lint ou, à leur défaut, de tarlatane, de linge fin, bouillis et imprégnés d'une solution antiseptique quelconque, acide phénique, acide borique, microcidine, phénosalyl, etc., sauf le sublimé qui altérerait la canule de métal.

A l'ouverture centrale, au niveau de la canule, il faut ajouter une incision oblique qui permet de passer le pansement à cheval sur le tube extérieur.

Tandis que l'incision de la gaze ou du lint est placée en bas, celle du taffetas ciré regarde en haut et les bords s'imbriquent pour garantir plus efficacement les plans sous-jacents par l'alternement des fentes.

Pour maintenir le tout, on attachera les cordons de la canule. Ces cordons seront choisis le plus large possible, puisqu'ils ont à remplir le rôle de bande.

Cravate. — Il est assez habituel de protéger la canule contre l'entrée de l'air par une cravate, faite de gaze antiseptique pliée en double ou en triple ou de fine mousseline désapprêtée, bouillie et humectée d'une solution antiseptique.

M. Hofmokl s'oppose à cette pratique sous prétexte que les mucosités retenues ou desséchées peuvent devenir la source de danger, d'infection ou d'obstruction.

Si les remarques du chirurgien viennois ne convainquent pas de la nécessité de supprimer radicalement, comme il le fait, la barrière protective, il nous invite à surveiller de près cette annexe du pansement et de la changer aussitôt qu'elle est salie.

5° — Changement du premier pansement.

Si l'on a mis le premier pansement en même temps que la canule, on doit songer à le remplacer au bout de dix heures environ. Il serait imprudent de le laisser plus longtemps, souillé qu'il est par le sang qu'il a dû essuyer au moment de sa mise en place.

Si l'on n'a procédé au pansement qu'en second lieu, on pourra retarder de quelques heures, au besoin ne faire le changement qu'au bout de vingt-quatre heures.

L'enlèvement de la canule n'est pas nécessaire ; avec le deuxième mode de pansement, l'incision des pièces permet de retirer la gaze et le taffetas ; avec le premier on est obligé de donner un coup de ciseaux qui ouvre les divers plans jusqu'à la canule.

Mais, si l'on ne retire pas entièrement la canule, on est obligé de l'amener un peu en avant, pour faciliter le nettoyage des bords de la plaie et de la peau du cou.

Rien de bien spécial dans la manière de procéder. Doucement, avec des tampons d'ouate hydrophile, portés au bout des doigts ou d'une pince, imbibés d'une solution antiseptique, on nettoie la plaie et ses environs, et quand tout est bien propre, on met un pansement en tout semblable au premier.

6° — Pansements consécutifs.

En général, on change le pansement toutes les vingt-quatre heures.

S'il n'y a aucune raison majeure, on conserve jusqu'à la fin le genre de pansement adopté.

Chez les très jeunes enfants, il faut se méfier de certaines substances comme l'acide phénique ou même l'iodoforme ; on leur préférera le salol, l'acide borique,

ce dernier un peu faible cependant comme antiseptique.

7° — Soins de la canule.

Nettoyage de la canule interne. — On ne peut fixer
les intervalles qui sépareront les divers nettoyages de
la canule interne. On ne peut donner trop de soin à
son bon entretien.

On apprendra aux personnes chargées de veiller
l'opéré à ne pas méconnaître les indications de ce
nettoyage.

A moins d'impossibilité, on devra s'efforcer d'avoir
une seconde canule interne à sa disposition ; comme
il faut aussi avoir une seconde canule externe, on devra donc se procurer une canule de rechange.

Tandis qu'une des deux canules est en place sur le
sujet, l'autre est nettoyée, soumise à l'ébullition et
séjourne dans une solution phéniquée au vingtième
ou mieux boriquée saturée crainte d'intoxication,
jusqu'au moment de servir.

On doit recommander cette manière de remplacer
une canule interne souillée par une autre, tenue en
état d'asepsie rigoureuse et même d'antisepsie.

Au contraire, un nettoyage extemporané, quelque
minutieusement qu'on l'exécute, fait courir le risque
d'une stérilisation insuffisante.

Il faut presque condamner les égoupillonages, les
débourrages, opérés sur la canule en place. Quels que

soient les objets employés, barbe de plume ou autres, on n'est jamais sûr, même après les avoir fait passer à l'étuve ou dans une solution de sublimé, qu'on ne les a pas laisser ensuite traîner sur un meuble.

Les personnes inexpérimentées peuvent de plus s'en servir d'une façon intempestive et produire des lésions de la muqueuse trachéale.

M. K. Roser (1) recommande de cathétériser et de gratter la trachée avecune sonde uréthrale munie d'anneaux. Cette pratique demande beaucoup de prudence.

M. Guelpa a propose de faire des irrigations intrachéales, le sujet placé la tête déclive.

Premier changement de la canule externe. — *Date :* L'intervalle entre l'opération et le premier changement de la canule interne varie selon les circonstances et aussi selon les auteurs.

Dans le procédé proposé par M. H. Barbier, on peut changer la canule en même temps que le premier pansement, c'est-à-dire au bout de 10 heures.

On a, d'autre part, adopté vingt-quatre à trente heures (Hofmokl), quarante-huit heures, même trois jours et plus (Picot et d'Espine).

On doit procéder à ce changement avec toutes sortes de précautions et de délicatesse de doigté. Avant toute manœuvre, on apprêtera une seconde canule et même deux canules, une d'un numéro supérieur, une de même numéro, dans des conditions

____

(1) K. Roser *Zur Nachbehandlung Tracheotomister* (*Deutsche med. Wochenschrift*, 1888 n° 7).

d'asepsie et d'antisepsie requises, graissées de vaseline, munies du pansement, un dilatateur ou des crochets mousses. Tout doit être prêt, car on ne sait comment se comportera le malade privé de sa canule. On peut être obligé de l'incanuler promptement.

Cette précipitation malencontreuse interdira un lavage soigneux de la plaie, cependant si nécessaire pour parer aux infections secondaires qui se greffent trop facilement sur un terrain peu résistant.

On profitera d'un moment de calme pour faire cette grande toilette. On attendra que l'enfant soit dans de bonnes dispositions.

Enfant ou adolescent, on peut le laisser assis sur son lit, les mains tenues par un aide, la tête droite, appuyée ainsi que le tronc sur un ou plusieurs oreillers.

On peut, comme l'indiquent quelques chirurgiens, M. Hofmokl entre autres, faire tenir l'enfant sur les genoux d'une personne de confiance, bien en face d'une fenêtre ou d'une lumière artificielle. Cet aide s'assoie solidement sur une chaise, fixe entre ses cuisses les jambes de l'enfant, d'une main maintient celles du sujet et de l'autre lui appuie le front contre sa poitrine de façon à présenter le cou du malade au médecin comme dans la position pour l'intubation (voir page 129).

S'il s'agit d'un adolescent et que son état le permette, il se place sur une chaise, les mains aux barreaux ; un aide lui maintient le front des deux mains.

Si rien ne presse pour remettre une canule, on profite de ce répit pour passer l'inspection générale, pour déterger la plaie, la laver, la nettoyer.

Il n'y a d'urgence à faire rapidement le changement que lorsque l'opéré ne supporte pas l'ablation de la canule sans être menacé de suffocation. Cette hâte ne semble pas érigeable en règle; certains auteurs conseillent cependant (Hofmokl) d'exécuter la manœuvre comme un tour de passe-passe. Il faut avoir assez de dextérité de main pour être capable d'agir ainsi le cas échéant, mais se réserver pour cette occasion seulement.

8° — Accidents.

Pendant ce premier changement de la canule externe peuvent survenir certains accidents.

Suffocation. — Certains malades ne peuvent supporter l'ablation de la canule, à tel point qu'on ose à peine faire le changement, même au bout de quelques jours.

Hémorragie. — L'écoulement de sang provient souvent de l'exagération de la force déployée. Le remède préventif est la douceur.

Fausses routes. — Surtout dans la trachéotomie inférieure, par suite de la profondeur de la plaie, on risque, si l'on ne tient pas la canule bien droite, d'en faire dévier le bec vers les parties latérales du cou, sans pouvoir pénétrer dans la trachée, dont on supprime la béance au péril du malade.

GILLET. — Diphtérie.   15.

Dans cette occurence, on doit s'arrêter, ne pas four-
rager mal à propos dans la plaie, mais s'armer soit
du dilatateur, soit de deux crochets mousses et aller
à la recherche de la plaie trachéale, vivement mais
avec précaution. Un troisième crochet plongé dans
l'angle supérieur de l'incision trachéale, confié au
besoin à une personne étrangère ou à un aide, permet d'attirer en avant le conduit laryngo-trachéal et
de faciliter, avec les deux autres crochets, l'introduction de la canule.

Si la plaie trachéale est longue, plus étendue que
le diamètre de la canule, celle-ci peut n'être pas en
place, sans que le patient suffoque immédiatement;
l'air passe à côté de la canule, mais les épreuves de
contrôle indiquent que l'appareil n'est pas dans la
trachée.

VIII. — Suites de la trachéotomie.

En général il ne persiste de la trachéotomie qu'une
cicatrice linéaire ou déprimée, mais le résultat n'est
pas toujours aussi favorable.

1° — Fistule trachéale.

Si la canule reste trop longtemps en place, ou pour
toute autre raison, la peau du cou et la muqueuse
de la trachée peuvent se souder l'une à l'autre par

l'intermédiaire d'un tissu cicatriciel plus ou moins solide. Dans ce cas, il persiste une *fistule trachéale*.

Pour obturer cet orifice anormal, il faut avoir recours à une intervention chirurgicale ; Velpeau est le premier opérateur qui ait exécuté dans ces conditions une opération autoplastique.

2° — Granulations, polypes.

Ces productions peuvent aboutir à deux éventualités ou bien elles gênent et retardent l'enlèvement de la canule, lorsque des bourgeons charnus saillants se développent de bonne heure, ou bien elles contribuent à créer un rétrécissement ultérieur du larynx. Une intervention chirurgicale devient nécessaire, parfois urgente.

3° — Rétrécissement de la trachée.

La sténose trachéale peut ne survenir ou du moins ne donner lieu à des accidents que longtemps après l'opération, comme dans un cas de M. O. Chiari (de Vienne) où la sténose n'apparut que sept ans après la trachéotomie (1) et fut guérie par le tubage.

4° — Impossibilité psychique du décanulement.

En dehors de ces cas d'impossibilité matérielle d'en-

(1) Chiari, *Annales des mal. de l'or. et du larynx*, juillet 1888,

lever la canule, il peut exister un empêchement psychique au décanulement, une sorte de phobie, de peur qu'à l'enfant de ne pouvoir respirer sans canule.

Nous avons été témoin d'un de ces faits cette année même chez notre maître, le D* A. Sevestre, à l'hôpital Trousseau. L'enfant, auquel on n'avait pu enlever l'appareil sans une menace inquiétante de suffocation, respirait d'une façon absolument normale lorsqu'on plaçait la canule dans le pansement, sous la peau.

Il arrive parfois qu'on a de la difficulté à rétablir la respiration naturelle après la trachéotomie et que même l'intubation laryngée ne suffit pas à cette besogne.

On y parvient par le cathétérisme trachéal, comme l'a montré le D* Pollard (1). Dans un de ces cas les cordes vocales adhéraient entre elles. Après leur séparation et dilatation préalable de la glotte, avec les sondes de Lister, il introduisit le cathéter trachéal et le laissa à demeure trente-huit heures. La guérison était complète en deux semaines.

5° — Avenir des trachéotomisés.

On a remarqué que les trachéotomisés ne fournissaient pas, en générale, une longue existence (J. Simon).

Il faut peut-être ne pas voir aussi en noir l'avenir des opérés. Personnellement, j'ai rencontré plusieurs

(1) Pollard, *Société clinique de Londres*, 23 avril 1887.

sujets porteurs de la cicatrice sus-sternale de la trachéotomie, qui comptaient dans les environs de la
quarantaine.

IX. — Statistique de la trachéotomie.

1° — Statistique générale.

La science est riche en documents sur ce chapitre ;
il est toutefois regrettable de ne pouvoir fournir une
statistique vraiment universelle, mais ce rêve ne
semble guère réalisable. Contentons-nous du possible ;
du reste, peu d'opérations pourraient nous permettre
une aussi abondante moisson de chiffres.

Le tableau ci-contre donne, autant que possible par
ordre chronologique, l'ensemble aussi complet qu'il
se peut des résultats publiés.

TABLEAU STATISTIQUE DE LA TRACHÉOTOMIE.

Auteurs.	Trachéotomies.	Guérisons.
Trousseau	80	20
— (1849-1858).	466	126
Élèves de Trousseau	89	39
Bretonneau	17	3
Gerdy	6	4
Baudelocque	15	0
Bricheteau (1839) [comm. acad.].	138	29
Bardinet, etc	58	17
Malgaigne, etc.	457	10
Richet, etc	39	17
Hôpit. des Enfants-Malades (1866-78).	1513	335
Hôpit. Sainte-Eugénie (1866-78).	2154	454

Auteurs.	Trachéotomies.	Guérisons.
Médecins portugais	49	21
— belges.	43	12
— allemands	622	273
— bavarois	17	2
— autrichiens	97	28
— suisses	148	60
— anglais (1)	185	60
Guelpa (2)	5	3
G. Hoppe Seyler (3)	213	54
R. Habs (4)	572	256
Bajardi (5)	115	45
Matuci (6)	18	10
Kurt-Hagen (7)	5	0
Hôpitaux de Paris (1886)	297	59
— (1887)	307	58
— (1888)	310	50
— (1889)	202	59
— (1890)	227	69
— (1891)	175	81
St-Philippe (8) (Bordeaux)	290	96
Geffrier (9) (Orléans)	279	156
Momidtorski (10)	71	15
Schlatter (11)	408	159
Mackensie (12)	730	381

(1) Chiffres empruntés au *Traité de la diphtérie* de M. Sanné et à l'article Croup du *Dict. encycl. des soc. méd.*, par Archambault.

(2) Guelpa, *Progrès méd.*, 1892, n° 31.

(3) G.-H. Seyler, *Deuts. Arch. f. klin. Med.*, Bd. 196, H. 6.

(4) R. Habs, *Deuts. Zeits. f. Chir.*, Bd. 33, H. 6.

(5) Bajardi, *Arch. ital. di Pediatrie*, 1892, p. 133-162.

(6) Mattuci, *Lo Sperimentale*, 1892, n° 18.

(7) K. Hagen, *Deuts. Zeit. f. Chir.*, Bd. 33, H. 2 u. 3.

(8) Saint-Philippe, *Mém. et Bull. de la Soc. de méd. de Bordeaux*, 1890, p. 6, tirage à part.

(9) Communication écrite.

(10) Momidtorvski, *Centralb. f. Chir.*, 47, R.

(11) Schlatter, *Corresp. Blatt f. Schw. A.*, 5.

(12) Mackensie, *Edinb. Med. Journ.*, I, V.

Auteurs.	Trachéotomies.	Guérisons.
Böger (1)	103	46
Mayer (2)	316	102
Krause (3)	200	98
A. Neumann (4)	1096	487
Gustav Baer (5)	323	113
Widerhofer (1890)	78	18
— (1891)	53	8
Galatti. — Diphtérie primitive . . .	1118	437
— — secondaire . .	42	11
Pauli (6). — Diphtérie primitive . .	52	30
— — secondaire . .	2	0
Robert W. Lowett (7) [Boston]. . .	327	95
Siegfried Schweiger (8). . . . . {	33	8
	229	89
Koch (Amsterdam)	71	24
C.-J. Jennings (9) [Détroit, M.]. . .	36	17
Unterholzner (1873-83)	106	31
(A. Wackerle (1888-89-90)	197	74
(1891-1893).	92	19
F. Egidi (10) (1885-89) [+ 10 adultes non diphtériques] . . .	42	20
(1889) [+ 3 adultes non diphtériques]	27	8

Si l'on ajoute à cette liste, produite déjà dans un

(1) Boger, *Centralbl. f. Chir.*, II.

(2) Mayer, *id.*

(3) Krause, *Centralbl. f. Chir.*, 47, R.

(4) Neumann, *Deuts. Med. Wochens.*, 1893, n° 7.

(5) G. Baer, *Inaug. Dissert.*, Zurich, 1893.

(6) Pauli, 65. *Versamml. Deuts. Naturf. u. A. Nurenberg*, 12 sept. 1893.

(7) R.-W. Lowett, *Med. News*, 27 août 1893, p. 233.

(8) S. Schweiger, *Jahrb. f. Kinderheilk. N. F.*, Bd. XXXVI, H. 3 août 1893, p. 247.

(9) Jennings, *Cong. med. intern. de Washington*, 1887.

(10) F. Egidi, *Boll. delle malattie dell'Orechio, etc.*, anno XI, 1893, n°ˢ 3-4.

travail antérieur, les résultats suivants publiés depuis, on retrouve :

Auteurs.	Trachéotomies.	Guérisons.
J. Renou, et médecins de Maine-et-Loire (1).	23	16
Aldibert (2).	147	37
Massa (3).	10	8
Guelliot (4) [Reims] à l'hôpital	31	14
— en ville	15	7
Castelain (5) [Lille]	12	4

On arrive à un total de 16.293 trachéotomies, avec 4.902 guérisons, soit 33,2 0/0.

Un relevé fait par Prescott et Goodtwwait se chiffre, pour un nombre total de 23,941 trachéotomies, par une proportion de 28,67 0/0 de guérisons. C'est un écart insignifiant, on peut donc admettre 30 0/0 en chiffre rond ; on ne s'écartera guère de la vérité mathématique.

2° — Détails de la statistique.

La statistique brute ne fournit qu'un renseignement d'ensemble, une vue générale, souvent inapplicable au cas particulier.

La variabilité des circonstances dans lesquelles on

(1) Renou, *La diphtérie, son traitement antiseptique*, p. 236. Paris, 1888.

(2) Aldibert, *Société de médecine de Toulouse* (*Gazette médicale de Toulouse*, mars 1894).

(3) Massa, *Il Policlinico*, 15 mai 1894.

(4) Guelliot, *Union médicale du Nord-Est*, 1894, n° 8.

(5) Castelain, *Bulletin médical du Nord*, 1894, n° 13.

fait la trachéotomie entraine la variabilité dans le pourcentage des guérisons.

Selon l'âge. — Si les conditions de sexe ne semblent avoir aucune influence (Archambault), il n'en est pas de même de l'âge dont l'importance se marque dans toutes les statistiques.

Plus l'enfant est jeune, moins grandes sont les chances de guérison. L'unanimité règne sur ce point.

A l'appui, Archambault a produit les chiffres suivants.

Statistique de Bourdillat (Société médicale des hôpitaux, 1868).

Au-dessous de 2 ans.	3	p. 100
— à 2 ans.	12	—
— de 2 1/2 à 3 ans.	17	—
— de 3 1/2 à 4 ans.	30	—
— de 4 1/2 à 5 ans.	35	—
— de 5 1/2 à 6 ans.	38	—
Au-dessus de 6 ans	41	—

Statistique de Bartels (Berlin).

Jusqu'à 2 ans.	0	
Entre 2 et 3 ans.	26	p. 100
— 3 et 4 ans.	31	—
— 4 et 5 ans.	24	—
— 5 et 6 ans.	25	—
— 6 et 7 ans.	45	—
— 7 et 8 ans.	23	—
— 8 à 14 ans.	49	—

Statistique de l'hôpital Sainte-Eugénie (Trousseau) depuis sa fondation (Sanné).

De 1 à 2 ans.	13,62	p. 100
3 à 5 ans.	20,95	—
6 à 10 ans	37,89	—
11 à 15 ans	32,30	—

Dans ces tableaux, la progression ne marche pas régulièrement, mais le sens général, va néanmoins vers l'augmentation des guérisons avec celle de l'âge.

Le tableau suivant montre, au contraire, un accrois-sement continu :

Statistique des deux hôpitaux d'enfants parisiens, 1866-68 (Sanné).

1 à 3 ans.	10,65 p. 100
3 a 4 ans.	20 —
4 à 6 ans.	25 —
5 à 6 ans.	25 —
Au-dessus de 6 ans	36,19 —

Quelles que soit les conditions défavorables créées par le jeune âge, comme à ce moment, on peut obte-nir des succès, dès sept mois même (Sanné), on pourra tenter les chances d'une opération. Nous ver-rons toutefois que, dans ces conditions d'extrême jeunesse, l'intubation fournit plus de succès que la tra-chéotomie.

Selon la période de la malade où a eu lieu l'opération. — Sans qu'on puisse peut-être apporter des chiffres rigoureux à l'appui, on peut affirmer qu'on a d'*autant plus de chances de succès, que l'opération est faite de bonne heure.*

Les médecins qui attendent, comme Bouchut l'avait recommandé, l'asphyxie poussée jusqu'à l'anesthésie, perdent plus de malades que ceux qui opèrent avant cette phase ultime.

Voilà la raison qui empêche les statistiques d'être comparables.

Si l'on n'a pu choisir son moment, le pronostic devra tenir compte de cette condition défavorable.

Selon l'état du malade. — Le degré de l'infection influence aussi le résultat final, ainsi que l'état général du sujet.

Il y a des croups pour ainsi dire locaux ; il y des croups graves en dehors de l'obstruction laryngée.

Selon la nature primitive ou secondaire de la diphtérie. — On ne peut refuser la trachéotomie aux diphtériques secondaires, mais on doit savoir que l'opération donne beaucoup moins de guérisons que dans la diphtérie primitive.

A l'hospice des Enfants assistés, où la diphtérie se greffe souvent sur la rougeole, le résultat est déplorable ; on reste parfois dix ans sans guérir un trachéotomisé, pourtant aujourd'hui il existe un pavillon bien isolé et un personnel spécial.

Selon l'opérateur. — L'habileté de l'opérateur peut entrer aussi en ligne de compte dans le résultat, surtout dans le résultat opératoire.

Au renouvellement de l'année, lorsque les internes expérimentés cèdent la place à des collègues plus novices, on constate que le pourcentage des guérisons faiblit pour remonter les mois suivants.

C'est une raison analogue qui fait réussir plus souvent une trachéotomie dans les mains d'un médecin d'enfants rompu à l'opération et attentif aux soins consécutifs que dans celles d'un chirugien, spécialiste

ou non, qui se borne à l'intervention, confiant les suites
à d'autres.

Selon le milieu. — Comme toutes les opérations
sanglantes, la trachéotomie est influencée dans ses
résultats par le milieu dans lequel on agit.

A la campagne, à moins de conditions hygiéniques
défectueuses, il y a moins de complications à redouter.

En ville, même dans les grands centres, déjà dans
la classe moyenne, on peut espérer plus de succès
qu'à l'hôpital.

Même pour l'hôpital, il faut distinguer entre celui
des petites villes et celui des grandes. C'est dans ce
dernier qu'on obtient les résultats les moins favorables.

Dans les statistiques que nous avons pu nous procurer nous voyons qu'à Paris, la moyenne des guérisons ne dépasse pas 30 0/0.

Il y avait même à Paris un hôpital, l'hospice des
Enfants assistés, sur lequel pesait comme un mauvais
sort ; en 1887, lors de notre internat chez notre bien-
aimé maître A. Sevestre, il y avait onze ans qu'on avait
vu guérir un trachéotomisé ; ce cas on le citait comme
un miracle, il remontait à 1876 au temps où M. Hutinel était chef de clinique de Parrot. Depuis, la même
série noire a continué. Il est vrai que grâce aux grandes
mesures d'isolement et de désinfection prises à l'instigation de M. Sevestre dans cet établissement, la diphtérie se fait relativement très rare et M. Hutinel est

arrivé à changer complètement l'hygiène de cet hospice; il a enregistré un nouveau succès sur trois trachéotomisés (1).

A Bordeaux la moyenne des succès va jusqu'à 32 et 36 0/0 et à Orléans à 56 0/0.

Quoi qu'on fasse, on ne peut empêcher que souvent à l'hôpital l'opération ne se présente dans des conditions tout à fait défavorables. Pour les malades admis dans le pavillon d'isolement, le médecin peut choisir l'heure, la minute même où l'indication se fait pressante, choisir son moment et intervenir ni trop tôt, ni trop tard; s'il n'opère pas à sa visite du matin, l'interne de garde opérera l'après-midi ou le soir, ou dans la nuit.

Pour les enfants que les parents nous amènent, à la dernière extrémité, déjà asphyxiant, la trachéotomie se présente sous un jour tout autre; c'est l'intervention forcée, hâtée quoique tardive, chez un sujet sur la résistance organique duquel on ne peut nullement tabler. Sous de telles auspices, on ne peut s'étonner que le résultat final n'influe défavorablement sur la statistique et que le pourcentage général des guérisons n'atteigne qu'un chiffre relativement bas.

(1) **Hutinel**, La *diphtérie des Enfants assistés de Paris, sa suppression* (*Revue mensuelle des maladies de l'enfance*, octobre 1894, p. 515).

Statistique du Dr R. Saint-Philippe [de Bordeaux] (1).

	Nombre total de diphteries	Non opérés		Opérés	
		morts	guéris	morts	guéris
Du 1er nov. 1886 au 1er nov. 1887. .	54	3	13	23	15
» 1887 » 1888. .	100	4	20	50	26
» 1888 » 1889. .	170	6	56	70	38
	324			143	79
				222	

Ce relevé nous donne une proportion générale de 35,58 0/0 de guérisons.

Un peu plus loin (2), l'auteur ajoute les malades qui sont entrés à l'hôpital du 1er novembre 1889 au 1er mai 1890 ; il compte alors, en chiffres ronds et en totalisant avec la statistique précédente :

290 opérés ; 96 guéris ; 194 morts.

Ce nouveau résultat abaisse un peu le pourcentage qui descend à 32,76 0/0 de guérisons.

Statistique du Dr Guelliot [Reims] (3). — Du 1er juillet 1892 au 1er juillet 1894, il a été fait, à l'Hôtel-Dieu de Reims, trente et une trachéotomies avec quatorze guérisons, soit 45,1 0/0.

Chez cinq enfants de moins de deux ans, il y eut

(1) R. Saint-Philippe, La *diphtérie à l'hôpital des Enfants* (*mémoires et bulletins de la Société de médecine et de chirurgie de Bordeaux*, tirage à part, page 6, Bordeaux 1890).
(2) Id. p. 15.
(3) Guelliot, *Union méd. du Nord-Est*, n° 8, 1894.

cinq morts chez les sujets de plus de deux ans, les guérisons atteignirent 53,8 0/0.

En ville, quinze trachéotomies ont donné sept guérisons, soit 46,6 0/0, proportion moindre qu'à l'hôpital. De ce résultat moins favorable, il faut vraisemblablement accuser les considérations d'ordre extra-médicales qui entravent la libre action du médecin et l'empêche, par suite des hésitations, des tergiversations de la famille, d'opérer au moment où l'indication se précise.

Hôtel-Dieu d'Orléans. — Pavillon de la Diphtérie. — Statistique (Dr Geffrier).

| | Angines sans croup | | Croups avec ou sans angine | | | | Total |
| | Morts | Guéris | Opérés | | Non opérés | | |
			Morts	Guéris	Morts	Guéris	
1886	»	4	6	18	1	4	33
1887	»	3	8	18	1	8	38
1888	»	12	18	24	»	20	74
1889	1	17	36	38	2	18	112
1890	»	27	18	27	1	7	80
1891	2	18	15	10	»	2	47
1892	»	18	22	21	2	19	84 (1)
	3	99	123	156	7	78	468
			279				

Moyenne générale des guérisons, après trachéotomie, 56 0/0.

Cette moyenne s'est notablement abaissée depuis deux ans, par suite d'une tendance plus grande à l'envahissement des bronches (10 août 1893).

(1) Y compris un cas de conjonctivite diphtérique et un en-

X. — Parallèle de la trachéotomie
et de l'intubation.

A la suite de cette étude de l'intubation et de la trachéotomie, une conclusion s'impose, le parallèle de ces deux opérations.

Dans ce jugement terminal, il importe de ne pas se laisser aller à des préférences personnelles, mais de ne prendre avis que des faits.

Statistique. — A n'envisager que la statistique, la balance semble se tenir égale pour l'une comme pour l'autre.

Pour éviter les erreurs qu'introduiraient forcément les séries heureuses, ou les malheureuses nous avons accumulé, sans aucune sélection, tous les chiffres que nous avons pu rassembler. A moins d'un écart notable, nous ne nous croirions pas en droit de conclure en faveur de celle des deux opérations qui donnerait un pourcentrage plus favorable. Mais il n'en est pas ainsi.

A peu de chose près, la trachéotomie comme l'intubation donnent des succès aussi fréquents, d'environ 30 0/0 en chiffres ronds.

A n'envisager que la statistique, les deux opérations marchent égales.

L'accumulation, sans choix prémédité, d'un grand

fant atteint du croup, emmené par ses parents avant guérison (pas de nouvelles depuis).

nombre de résultats, de part et d'autre, la longueur
des deux listes empêchent que quelques chiffres nouveaux changent d'une façon notable la proportion
finale, étayée sur une aussi large base.

Le hasard a fait que les calculs ont donné une iden-
tité parfaite. Quelques unités en plus d'une part, en
moins de l'autre, ne font pas pencher pour si peu
la balance du côté de celle des deux opérations qui
donne un pourcentage plus élevé.

Manuel opératoire. — Est-il plus difficile de mener
à bien une intubation qu'une trachéotomie? Sur ce
point, la discussion est permise. Ceux qui n'ont jamais
fait que la trachéotomie peuvent redouter d'entre-
prendre le tubage de la glotte.

Mais lorsqu'on a pratiqué les deux opérations, on
est forcé de convenir que l'intubation s'exécute avec
une bien plus grande aisance et nécessite une expérience beaucoup moins consommée que sa congénère.

Pour la mise en place du tube, la seule fausse manœuvre réside dans l'introduction du cylindre dans
l'œsophage, erreur réparable immédiatement par une
nouvelle tentative, en général couronnée de succès.
Manœuvre simple, en somme, sans temps compliqués,
sujets à fautes opératoires.

Il serait injuste, en même temps qu'on reconnaît
la facilité de l'intubation, de ne pas révéler la peine
qu'on éprouve parfois à enlever le tube. Cette extraction, ce décanulement ou extubation ne manque pas
d'importance, puisque la difficulté peut persister

même sur la table d'autopsie, alors qu'on peut disposer de toute sa force, comme le fait s'est présenté,
en 1887, dans un cas à l'hospice des Enfants assistés,
pour un enfant du service de notre maître, M. le docteur A. Sevestre, que nous avions intubé sur les conseils de notre collègue, M. Lubet-Barbon. Il est vrai
qu'il faut ici compter avec la rigidité cadavérique.

Aucune adhérence ne faisait obstacle à la sortie du
tube, mais la pince qui sert d'extracteur n'arrivait
pas à s'introduire dans l'orifice supérieur de la canule laryngée.

Cet inconvénient arrive sur le vivant et cause au
médecin un véritable ennui.

Toutefois, on peut faire remarquer qu'on doit ici
accuser seulement l'instrumentation et qu'on n'a pas
la prétention de la croire immuable. On peut donc
attendre tout de son perfectionnement ultérieur.

A côté de cela, voyons la trachéotomie. Elle supporte peu la comparaison. Elle exige des connaissances
anatomiques assez compliquées; elle nous fait manœuvrer, bistouri en main, dans une région dangereuse; elle nous fait craindre une hémorragie, une
fausse manœuvre, qui peut nous retarder dans l'introduction finale de la canule.

Chaque temps de l'opération entraîne avec lui une
erreur possible.

Son caractère d'opération sanglante peut causer
parfois une certaine émotion à l'opérateur et lui enlever un peu de son sang-froid.

La famille peut avoir de la peine à se décider à la trachéotomie, qui acceptera facilement le tubage.

Accidents opératoires. — Dans l'intubation, à moins de déployer une force déraisonnable, on ne produit pas de dégâts matériels.

Dans la trachéotomie, avec quelque soin et quelque prestesse qu'on l'exécute, on crée une plaie profonde.

Dans l'intubation, on agit par *cathétérisme*, dans la trachéotomie, par *effraction*.

Comme accident immédiat, le tubage ne fait guère prévoir que le refoulement de la fausse membrane.

Ultérieurement, on observe assez souvent une ulcération de la muqueuse trachéale au niveau de la face postérieure des anneaux et sur la ligne médiane de la paroi antérieure, lésion de décubitus quelquefois importante, avec toutes les conséquences de la dénudation des cartilages. On a quelquefois, beaucoup plus rarement il est vrai, cette escare dans la trachéotomie produite par le bec de la canule, environ 23 0/0 (1).

Pendant la trachéotomie, on peut redouter la syncope, l'apnée, l'hémorragie externe ou l'entrée du sang dans les voies aériennes.

Suites. — Après l'opération, des complications peuvent apparaître du côté de la plaie. Aujourd'hui, il est vrai, une antiseptie bien entendue en évitera un grand nombre.

Pour l'avenir, la cicatrice indélébile, le rétrécisse-

(1) Foltaneck, *Jahrb. f. Kinderheilk.*, 1892.

ment ou la fistulation possible de la trachée, jettent sur la trachéotomie une note sombre, à côté de l'absence de séquelle après l'intubation. Le trachéotomisé, guéri de sa diphtérie, reste toujours un blessé avec sa plaie opératoire à soigner.

Altérations de la voix. On accuse le tubage de léser la fonction vocale ; mais les altérations de la voix ne persistent pas. Dans une des premières observations de M. Bouchut, on voit même que l'enfant pouvait se faire entendre, le tube en place dans le larynx.

Fréquence de la bronchopneumonie. — Cette complication serait plus à craindre après la trachéotomie (60 0/0) qu'après l'intubation (54 0/0), selon A. Wackerle, par suite du passage direct de l'air extérieur dans la trachée.

Difficulté de l'alimentation. — Sauf dans la trachéotomie haute et dans la crico-trachéotomie où l'on note un certain degré de dysphagie, les trachéotomisés mangent sans trop grande difficulté.

Il n'en est pas de même pour les intubés. Chez eux, malgré les perfectionnements apportés dans la forme du tube, l'épiglotte, gêné dans son jeu, ne remplit pas son office.

On a publié des faits de syphilis ou de tuberculose du larynx, dans lesquels l'alimentation ne semblait souffrir en rien, malgré l'absence complète d'épiglotte.

Chez les intubés, outre l'absence fonctionnelle de cet opercule, on doit penser que la béance du larynx, maintenue par l'appareil, favorise la mauvaise direction des aliments.

Sans chercher les cas exceptionnels et extrêmes, l'intubation gêne plus l'alimentation que la trachéotomie. Voilà le fait pratique. On en est venu, pour y remédier, à conseiller l'alimentation la tête pendante, le gavage à la sonde. En tout cas, on fait difficilement tolérer les liquides.

Nécessité de surveillance. — C'est encore là un des points sur lesquels s'est exercé l'antagonisme des auteurs.

Tandis que, dans la trachéotomie, l'ablation de la canule interne, son nettoyage et sa remise en place peuvent être pratiqués par une personne tout à fait étrangère à l'art médical, dès qu'on soupçonne un engorgement de l'appareil par quelques mucosités ou des débris de fausse membrane, la même manœuvre n'apparaît pas réalisable dans l'intubation par suite de l'absence de double tube.

Seul un médecin peut se charger de ce soin, par suite de la nécessité d'extraire le tube et de le réintroduire.

Si l'appareil se bouche, le malade peut asphyxier, si l'on ne désobstrue pas la lumière de l'appareil très rapidement.

On doit donc laisser en permanence un aide exercé, si le médecin doit s'éloigner à une distance trop grande.

Un autre accident peut arriver : l'enfant rejette son

tube. Dans cette circonstance, le danger ne s'accroît que relativement ; le sujet se trouve seulement dans la même situation qu'avant l'opération.

D'après les publications étrangères, la nécessité d'une surveillance active de la part du médecin se ferait beaucoup moins sentir qu'on le craignait. Certains auteurs nous apprennent qu'ils sont parvenus à éduquer à l hôpital un personnel suffisant pour rendre les accidents évitables.

En ville, on aura toujours la ressource de laisser en permanence quelqu'un du personnel hospitalier, à défaut d'un interne, ou bien on devra s'asteindre à ne pas s'écarter trop loin de l'endroit où on laisse le petit opéré.

Facilité de l'expectoration. — Il y a certainement inégalité entre les deux opérations au point de vue de la facilité qu'ont les produits d'expectoration d'être rejetés au dehors et surtout les fausses membranes.

Quoiqu'on ait redouté plus que de raison l'obstruction du tube, il n'en est pas moins vrai que, s'il peut livrer passage aux mucosités, aux détritus pseudomembraneux, il peut être bouché par des fausses membranes compactes.

On peut, en retirant le tube, permettre à celles-ci d'être expulsées, mais toute cette manœuvre demande la présence du médecin, tandis que la canule de trachéotomie livre facilement passage, même à des tubes fibrineux d'un certain calibre.

Age des opérés. — Il est un point sur lequel partisans et adversaires de l'intubation tombent d'accord, point qui semble définitivement acquis à la science, c'est l'avantage manifeste sur la trachéotomie de l'intubation chez les très jeunes sujets.

Il n'y a qu'une voix pour proclamer ce résultat, sauf la voix dissidente de M. Escherich (de Graz).

C'est ainsi que M. Robert W. Lowett [de Boston (1)], qu'une statistique défavorable à l'intubation de 20,41 p. 100 contre un pourcentage de trachéotomie allant à 29,05 0/0 range parmi les anti-intubateurs, donne les chiffres suivants pour les opérations pratiquées sur des enfants de moins de trois ans : quarante deux trachéotomies n'ont donné que trois guérisons, c'est-à-dire 9,5 0/0, tandis que cent vingt-trois cas d'intubation ont fourni 14,63 0/0 de succès.

Stern a oposé aux résultats de la trachéotomie fournis par le statistique de Bourdillat ceux que lui a donnés l'analyse de cinq cents dix-neuf intubations.

Age.	Guéris par le tubage.	Guéris par la trachéotomie.
Au-dessous de 2 ans.	15 1/2 p. 100	3 p. 100
Entre 2 et 2 1/2.	24 1/2 —	12 —
— 2 1/2 et 3 1/2.	28 9/10 —	17 —

Le Dr Galatti [de Vienne] (2) publie des résultats semblables, tandis que la trachéotomie lui a donné :

(1) LOWETT, *Intubation versus tracheotomy, being a study of* 858 *cases operated on at the Boston City Hospital*, (Med. News, 27 août 1892, p. 235).

(2) GALATTI, *Versamml. Deuts. Naturf. u. A. Nuremberg*, 12 sept. 1893.

dans la première année, cinquante-cinq trachéotomies et 5,4 0/0 de guérisons; dans la deuxième année, deux cents douze trachéotomies et 25,4 0/0 de
guérisons, l'intubation lui fournissait : dans·la première année, quatre-vingt-treize intubations et 13,9 0/0
de guérisons; dans la deuxième année, deux cent
quatre-vingt-cinq intubations et 32,3 0/0 de guérisons.

Déjà M. O'Dwyer, dans sa statistique donnée au Congrès de Washington, en 1887, notait : enfants au-dessous de un an, 16,12 et 15,46 0/0; enfants au-dessous
de deux ans, 19,46 0/0 et ceux au-dessous de trois ans,
30 0/0.

Valeur relative des opérations.

Malgré l'alignement des chiffres, la statistique ne
possède pas le fond de précision sur lequel on croi-
rait pouvoir compter. La statistique brute va un peu
à l'aveugle, la statistique raisonnée dit souvent tout
ce qu'on veut. Pour obvier aux inconvénients de la méthode, j'ai pensé que l'addition du plus grand nombre possible de statistiques aurait l'avantage de com-
penser l'une par l'autre lesinfluences réciproques.

Nous voyons ce que produit ce procédé, une égal-
lité presque complète des deux opérations en face des
chiffres. Malgré ce résultat, qu'on interprète en général en faveur de l'intubation, je demanderai à faire
quelques restrictions.

Je suis tout acquis à l'intubation et je ne dissimule

pas ma partialité à son égard, cependant mon rôle d'avocat me commande de ne pas vouloir trop prouver.

Je sais que l'intubation, encore à ses débuts, malgré tout, peut ne pas nous donner encore tout ce dont elle est capable. C'est le sort général de toute opération à sa période initiale.

Je ferai remarquer cependant que nous devrions lui demander des résultats biens supérieurs. Sa bénignité son absence presque complète d'accidents, sa nature de cathétérisme simple, d'opération non sanglante, comparée à la gravité relative de la trachéotomie, opération véritable, hérissée d'écueils, féconde en accidents de toutes sortes, pendant et après, nous permettraient d'exiger un écart notable du pourcentage en faveur de l'intubation.

Si la trachéotomie, malgré toutes les complications qu'elle peut entraîner par elle-même, se maintient encore sur un rang d'égalité, c'est que, malgré ses imperfections, elle répond à des indications que le tubage ne peut remplir.

Cet au delà en plus que la *trachéotomie secondaire* nous fournit, sans être bien considérable, ne manque pas d'intérêt, on peut s'en rendre compte par quelques chiffres.

Voici d'abord la statistique publiée par M. R.-W. Lowett :

	Nombre de cas.	Guérisons.
City Hospital (de Boston)	57	5
Ganghofner.	21	0
Urban	18	0
Jakubowski.	27	2
Mudd	4	3
	127	10

soit une moyenne de 7,8 0/0.

On obtiendrait même des chiffres supérieurs, comme dans la statistique du « Carolinen Kinderspital in Wien » donnée par M. S. Sweiger ; on y voit : vingt-neuf trachéotomies secondaires à l'intubation, cinq guérisons, soit 17,24 0/0.

Au « Leopoldstäter Kinderspital in Wien », dans le service du professeur B. Unterholzner, sur quarante-huit trachéotomies secondaires, il y eut onze guérisons, soit 22,91 0/0 (A. Wackerle).

Pour juger de la valeur d'une opération, la statistique ne suffit pas entièrement, surtout lorsqu'il s'agit de diphtérie. Donner le nombre des guérisons ne fournit qu'un moyen d'estimation relative.

On ne doit pas oublier que la mort résulte plutôt de l'infection qui continue ou des complications surajoutées que de l'insuffisance de l'intervention.

Pour nous prononcer, en connaissance de cause, sur la portée de l'opération, les statistiques devraient êtres faites en partie double : d'un côté, les succès opératoires proprement dits, c'est-à-dire la réussite de l'intervention contre le barrage respiratoire, ce serait l'actif de la première partie; le passif comprendrait

les morts par accidents opératoires ou par impuis-
sance. De l'autre côté, dans la seconde partie, se ran-
geraient les morts par causes indépendantes à l'opération.

Sur de tels tableaux, dressés dans ce sens, on pourrait seulement appuyer un jugement équitable.

Si nous examinons, par exemple, le détail d'une statistique lue en 1888, par M. Dillon-Brown, à l'Académie
de médecine de New-York, nous voyons que l'issue
fatale revient dans une limite bien faible à l'opération
elle-même. Dans trois cent trente-neuf cas de morts
après l'intubation, cet auteur a noté :

Bronchite diphtérique	139
Pneumonie	55
Septicémie	37
Epuisement	33
Complications rénales	25
Syncope	20
Œdème pulmonaire	9
Bronchite	8
Asphyxie par obstruction du tube	2
Refoulement des membranes	2
Œdème des tissus recouvrant le tube.	1
Expulsion du tube par la toux sans qu'on ait averti l'opérateur.	4
Tuberculose	2
Congestion pulmonaire	1
Scarlatine	1

L'obligation de faire la trachéotomie après l'intubation, par insuffisance de cette dernière, varie dans
une assez large mesure, comme nous pouvons nous en
rendre compte par la lecture suivante :

Auteurs.	Intubations.	Trachéotomies secondaires.
Bókai.	109	3
Baginsky	15	7
Prescott et Goldthwait.	396	36
Scheier	16	13
S. Schweiger	70	29
A. Wackerle	162	48

Si l'on établit le pourcentage général de la trachéotomie secondaire à l'intubation, pour dégager le résultat moyen en dehors des séries heureuses et des malheureuses, on constate que sept cent soixante-neuf cas d'intubation ont exigé cent trente-six fois l'intervention ultérieure de la trachéotomie, c'est-à-dire dans une proportion de 17,6 0/0.

Un désavantage réel à mettre au passif de l'intubation est donc son insuffisance manifeste dans un certain nombre de cas. Efficace contre une sténose laryngée engendrée par l'accumulation des fausses membranes dans la cavité de l'organe, le tubage se montre impuissant dès que l'obstacle siège un peu plus bas dans la trachée et surtout vers les bronches.

Aussi les partisans les plus chauds du tubage ne peuvent malgré tout renoncer à la trachéotomie. Ils la font secondairement, lorsque, le tube introduit dans le larynx, la respiration n'en bénéficie pas.

XI. — Conclusions.

Indications et contre-indications respectives de la trachéotomie et de l'intubation.

Après ce détail du pour et du contre, acculé au verdict final, que faut-il conclure? Que la trachéotomie vaut mieux que l'intubation? Que l'intubation vaut mieux que la trachéotomie? Nullement. Aucune ne détrône l'autre. Chacune a sa place et ses indications.

L'intubation se pratiquera avant ou après la trachéotomie.

Avant, dès que l'indication de rétablir la béance des voies respiratoires se fera sentir, d'une façon péremptoire, par le tirage et les accès de suffocation.

On n'exécutera pas le tubage sans avoir tout apprêté pour une trachéotomie possible Le tubage n'a pour but que d'éviter celle-ci. S'il lève le barrage laryngien, s'il rétablit la perméabilité du conduit, l'intervention n'a pas à être poussée au delà. On a fait le nécessaire, on doit éviter le superflu.

Si, malgré l'introduction du tube laryngien, les phénomènes de sténose ne cessent pas ou se reproduisent, il n'y a pas à hésiter, la trachéotomie peut seule rétablir l'accès de l'air dans les voies respiratoires inférieures.

Après la trachéotomie, le tubage peut accessoirement rendre service en facilitant l'enlèvement de la canule ou comme moyen de dilatation.

L'intubation est contre-indiquée, par la raison même qu'elle est matériellement impossible, lorsqu'il y a œdème du larynx ou lorsque le pharynx est obstrué par des fausses membranes.

Elle ne participe pas aux contre-indications que

l'étal général, les complications ou les maladies primitives peuvent parfois créer pour la trachéotomie, quoique, aujourd'hui, on reconnaisse moins d'obstacles à l'opération que jadis.

Comme règle pratique, on peut admettre qu'*à moins d'impossibilité de compter sur une surveillance attentive*, qu'à *moins d'éloignement extrême de tout secours médical*, on devra commencer par *tenter l'intubation*, prêt à *intervenir par la trachéotomie soit immédiatement, soit ultérieurement, si la première intervention est ou devient insuffisante*.

L'intubation n'apporte un remède qu'à la sténose laryngo-trachéale ; elle ne peut rien au-delà du larynx et des premiers anneaux trachéaux ; elle est impuissante, malgré l'allongement des tubes, contre l'obstruction trachéale basse et partant bronchique, sur laquelle seule a prise la trachéotomie, par la voie qu'elle ouvre à l'expulsion des fausses membranes bas placées.

L'intubation ne peut remplacer complètement la trachéotomie, elle permet seulement de l'éviter dans une proportion relativement très grande et d'agir de bonne heure.

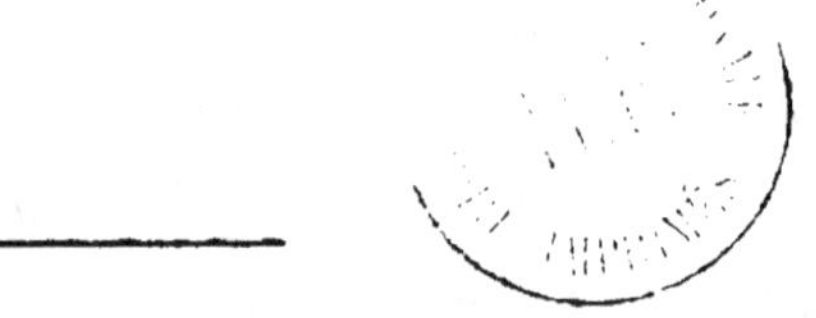

TABLE DES MATIÈRES

CHIRURGIE DES ENFANTS

Thérapeutique des maladies chirurgicales des enfants, par T. Holmes, chirurgien des hôpitaux de Londres. 1 vol. gr. in-8, avec 330 fig. . . . . 15 fr.

Chirurgie orthopédique. Thérapeutique des difformités congénitales ou acquises, par le Dr L.-A. de Saint-Germain, chirurgien de l'hôpital des Enfauts-Malades. 1 vol. in-8, 600 p., avec 129 fig. . . . . 9 fr.

Leçons cliniques sur les maladies chroniques de l'appareil locomoteur, par le Dr H. Bouvier, chirurgien de l'hôpital des Eufant-Malades. 1 vol. in-8. . . . . 7 fr.

Atlas des leçons sur les maladies de l'apparel locomoteur, comprenant les déviations de la colonne vertébrale, par H. Bouvier. 1 vol. in-fol. avec 20 pl., cart . . . . . 18 fr.

Leçons cliniques de chirurgie orthopédique, par le Dr Phocas, professeur agrégé à la Faculté de médecine de Lille, 1895, 1 vol. in-8 de 524 p. . . . . 8 fr.

HYGIÈNE DES ENFANTS

Hygiène de la première enfance. Guide des mères pour l'allaitement, le sevrage et choix de la nourrice, par le Dr E. Bouchut. 8e édition, 1 vol. in-18 jés. avec 52 fig . . 3 fr. 50

Conseils aux mères sur la manière d'élever les enfants nouveaux-nés, par le Dr Alex. Donné, recteur de l'Académie de Montpellier. 7e édition, 1 vol. in-18 de 400 p. cart. . . . . 4 fr.

La santé de nos enfants, par le Dr A. Coriveaud, 1890, 1 vol. in-16 de 300 p., avec fig. . . . . 3 fr. 50

Hygiène de la jeune fille, par le Dr A. Coriveaud. 1 vol. in-16, de 200 p. 3 fr. 50

La seconde enfance. Guide hygiénique des mères et des personnes appelées à diriger l'éducation de la jeunesse, par le Dr Périer. 1 vol. in-16 de 200 p. . . . . 2 fr.

Hygiène de l'adolescence, par le Dr Périer, 1 vol. in-16 de 200 p. . . . . 2 fr.

Conseils au mères de familles sur la manière de nourrir leurs enfants et de se nourrir elles-mêmes, par le Dr H. Bachelet, 1 vol. in-18. . . . . 2 fr.

DU MÊME AUTEUR

Des cirrhoses graisseuses considérées comme hépatites infectieuses [en collaboration avec M. le Dr P. Blocq]. (*Archives générales de médecine*, 1888).

De l'embryocardie ou rythme fœtal des bruits du cœur (thèse de doctorat, 1888).

Sur un cas de rougeole, date précise de la contagion (*Société médico-pratique*, 24 mars 1890).

Note sur quelques digestions pancréatiques artificielles, chez l'enfant, à l'état normal ou à l'état pathologique (*Annales de la Policlinique de Paris*, septembre 1890).

Parasitisme cutané : éruptions impétigodes, furoncles, kérato-conjonctivite phlycténulaire, etc. (*Progrès médical*, 6 décembre 1890).

Cas d'angine pseudo-membraneuse à staphylocoque au début de la scarlatine (*Annales de la Policlinique de Paris*, mai 1891).

Durée de l'incubation et de l'invasion de la rougeole (*Annales de la Policlinique de Paris*, août 1891).

Saillies molluscoïdes du frein de la lèvre supérieure (*Société anatomique*, 27 novembre 1891).

Ostéo-arthropathie hypertrophiante pneumique de P. Marie chez l'enfant (*Annales de la Policlinique de Paris*, mars 1892).

Urémie fébrile (*Revue de médecine*, mars 1892).

Rashs dans la varicelle (*Revue générale de clinique et de thérapeutique*, mai 1892).

Erythème vésiculeux érosif des fesses chez l'enfant, cellulite sous-cutanée prolongée consécutive (*Revue mensuelle des maladies de l'enfance*, mai 1892).

Rubéole, forme légère à type morbilleux (*Revue mensuelle des maladies de l'enfance*, janvier-février 1893).

Remarques sur l'indicanurie. L'indicanurie dans les fractures (*Annales de la Policlinique de Paris*, octobre 1893).

Traitement de la syphilis de l'enfant par l'emplâtre au calomel de Quinquaud (*Annales de la Policlinique de Paris*, mars 1894).

Rythmes des bruits du cœur, physiologie, pathologie (*Bibliothèque médicale Charcot-Debove*) [juin 1894].

Angers. — Imprimerie Burdin et Cie.